Ilona Holterdorf | Petra Proßowsky

Kleine Yoga-Rituale für jeden Tag

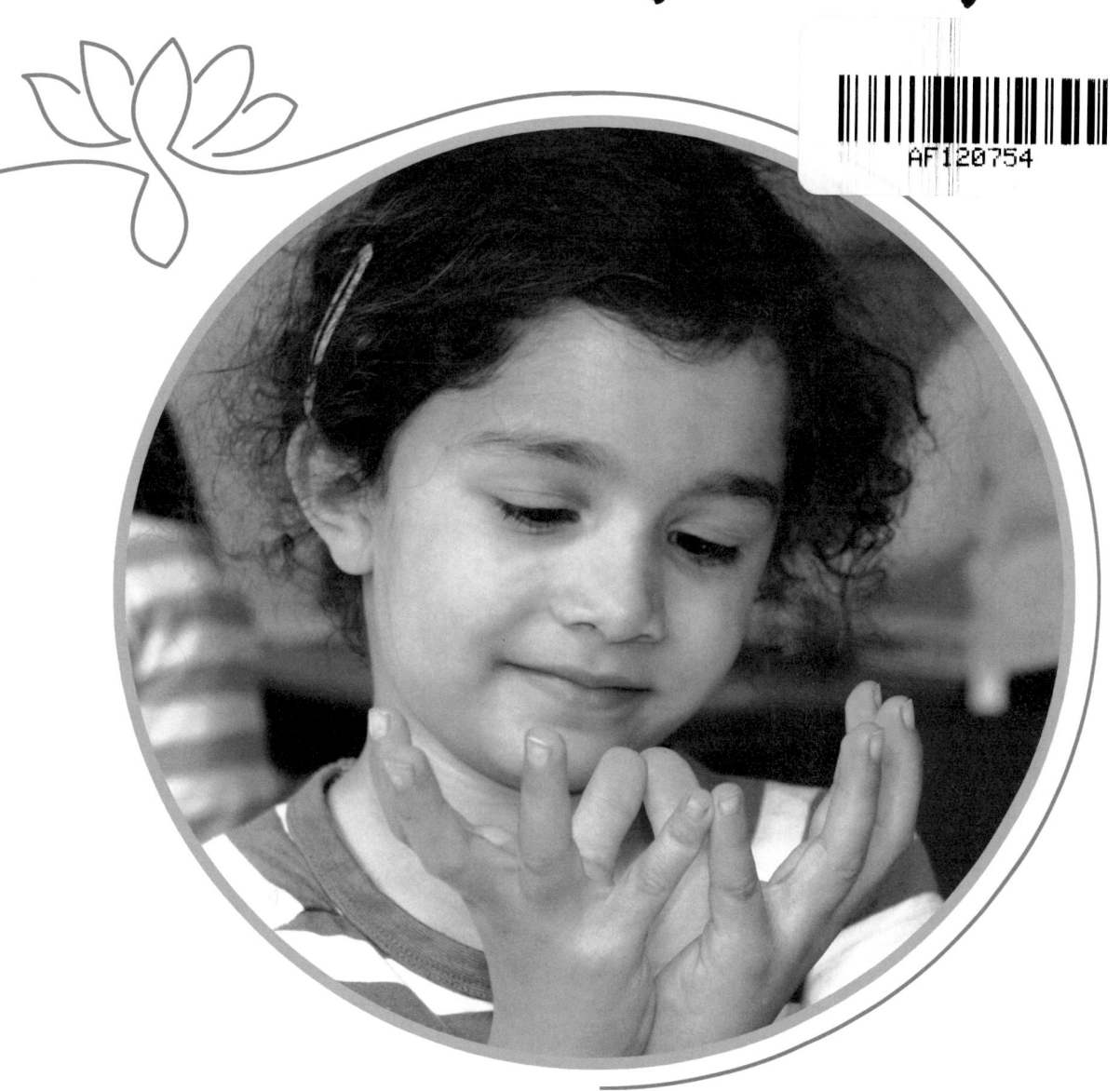

Mit einfachen Übungen den Schulalltag rhythmisieren

Verlag an der Ruhr

Impressum

Titel
Kleine Yoga-Rituale für jeden Tag
Mit einfachen Übungen den Schulalltag rhythmisieren

Autorinnen
Ilona Holterdorf, Petra Proßowsky

Umschlagmotive
Ilona Holterdorf

Illustrationen
CD-Icon (auch Umschlagmotiv): @ James Blacklock – stock.adobe.com; Brillen-Icon: @ Verlag an der Ruhr; sonstige Illustrationen: @ Dorothee Wolters; ansonsten siehe Copyrighthinweise

Druck
Heenemann GmbH & Co. KG, Berlin, DE

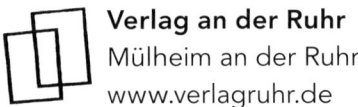

Verlag an der Ruhr
Mülheim an der Ruhr
www.verlagruhr.de

Geeignet für die Altersstufen 6–10

Wir danken Kubikfilm für die freundliche Unterstützung.
kubikfilm@email.de

Urheberrechtlicher Hinweis
Das Werk und seine Teile sind urheberrechtlich geschützt. Jede Verwendung in anderen als den gesetzlich zugelassenen Fällen oder außerhalb dieser Bedingungen bedarf der vorherigen schriftlichen Einwilligung des Verlages. Im Werk vorhandene Kopiervorlagen dürfen vervielfältigt werden, allerdings nur für Schüler*innen der eigenen Klasse/des eigenen Kurses. Die dazu notwendigen Informationen (Buchtitel, Verlag und Autorinnen) haben wir für Sie als Service bereits mit eingedruckt. Diese Angaben dürfen weder verändert noch entfernt werden. Die Weitergabe von Kopiervorlagen oder Kopien (auch von Ihnen veränderte) an Kolleg*innen, Eltern oder Schüler*innen anderer Klassen/Kurse ist nicht gestattet.

Der Verlag untersagt ausdrücklich das digitale Speichern und Zurverfügungstellen dieser Materialien in Netzwerken (das gilt auch für Intranets von Schulen und sonstigen Bildungseinrichtungen), per E-Mail, Internet oder sonstigen elektronischen Medien außerhalb der gesetzlichen Grenzen. Kein Verleih. Keine Vermietung, Aufführung außerhalb des Unterrichts, Sendung.

Näheres zu unseren Lizenzbedingungen können Sie unter www.verlagruhr.de/lizenzbedingungen/ nachlesen.

Bitte beachten Sie zusätzlich die Informationen unter www.schulbuchkopie.de.

Soweit in diesem Produkt Personen fotografisch abgebildet sind und ihnen von der Redaktion fiktive Namen, Berufe, Dialoge u. Ä. zugeordnet oder diese Personen in bestimmte Kontexte gesetzt werden, dienen diese Zuordnungen und Darstellungen ausschließlich der Veranschaulichung und dem besseren Verständnis des Inhalts.

© **Verlag an der Ruhr 2010,** Nachdruck 2021
ISBN 978-3-8346-0610-5

Inhaltsverzeichnis

	Buch	KV *	DVD
Vorwort	5		
Überlegungen zum Thema	7		
Die Yoga-ABC-Kartei	13		
Kapitel 1: Anfangsrituale zur Körperwahrnehmung			
Erde der Körper	34	37	Nr. 1
Am Morgen steh ich fröhlich auf	34	38–40	Nr. 2
Auf der Wiese	34	41–43	
Guten Morgen	35	44/45	
Arme hoch – Mund zu!	35	46	Nr. 3
Energiepumpe	35		Nr. 4
Frisch, gesund und stark	36	47/48	
Bewegen und Zählen	36		
Bewegen mit Zählen auf dem Stuhl	36		
Kapitel 2: Sprechverse zur Förderung von Konzentration und Selbstbewusstsein			
Manchmal find ich keine Ruh	50	55–57	
Stark wie ein Tiger	50	58/59	
Ich fühl mich stark, ich fühl mich fit	50	60–62	
Ich fühl mich wie ein Held	51	63/64	
Kraft und Konzentration	51	65/66	
Ich bin heut fit	51	67/68	Nr. 1
Ich bin stark, und ich bin gut	52	69	
Sonnenlicht sammeln	52	70/71	
Ich schaffe das	52	72–74	
Mutspruch – Hab einfach keine Angst	52	75–77	Nr. 2a
Klatschrhythmus „Bum Cha Cha bum klatsch"	53		Nr. 2b
Mutspruch – Bum Cha Cha …	53		Nr. 2c
Ruhig und entspannt	53	78/79	
Bewegung tut gut	53	80	Nr. 3
Wutrakete	54	81/82	
Manchmal hab ich große Wut	54	83–86	
Wut tut mir nicht gut	54	87–89	
Kapitel 3: Kreisspiele mit Yoga-Übungen			
Knut, der Eisbär	92	56/57	
Bärenfest	92	98–100	
Schüttelrap	93		
Menjika, der Frosch	93	101/102	
Wir gehen in den Yogawald	93		
Yoga-Memo-Spiel	94		
Stopptanz mit Yoga-Übungen	94		
Die Karten unter dem Tuch	94		Nr. 1
Würfelspiel	95		Nr. 2
Clownspiel	95		Nr. 3

* Kopiervorlage

	Buch	KV *	DVD
Kapitel 4: Förderung von Achtsamkeit, Dankbarkeit und Ruhe			
Ich streichel mein Gesicht	104		Nr. 1
Der singende Stein	104		Nr. 2
Von der Bewegung zur Stille	104	107/108	Nr. 3
Die Lotosblume erwacht	105		Nr. 4
Yogablume	105		Nr. 5
Klang und Stille	105		Nr. 6
Ich schicke das Licht	106		Nr. 7
Herzritual	106		Nr. 8
Übung mit der Klangschale	106		
Kapitel 5: Massage und Entspannung			
Gesichtsmassage	110		
Die Tigermassage	110	116	Nr. 1
Die Geschenkmassage	110	117	Nr. 2
Auf dem Baum	110	118	
Der Elefant	111	119	
Massage für Menschen, die du gern hast	111	120/121	
Fische im Meer	111	122	
Regen	111	123	
Der Frosch	112	124	
Rückenmassage	112		
Kreismassage	112		
Mein Körper	112	125	
Ruhig und fest wie ein Berg	113	126	
Entspannung zum Vers: Ruhig und fest wie ein Berg	113		
Entspannungsgeschichte – Der Sorgenballon	113		
Entspannungsgeschichte – Der Angstfresser	114		
Das Shantispiel	114		Nr. 3
Der Schmetterling	114		Nr. 4
Das Froschspiel	115		Nr. 5
Entspannung mit Elementen aus dem Yoga nidra	115		
Kapitel 6: Selbstreflexion, Eigenmotivation, Selbstständigkeit und Kreativität			
Affirmationssprüche zu einigen Yoga-Übungen	128		
Meine Lieblingsübung	129		
Welche Übung passt zu mir?	129		
Katze – Kobra – Tiger – Schnecke (Rückenschule)	130	133/134	
Für Zappelkinder	130	135/136	
Streckung – Vorbeuge – Hocke – Schildkröte	130	137/138	
Sonne – Held	131	139	
Eigene Übungsreihen	131		
Reflexionsbogen für Übungsfolgen	131		
Kurze Yoga-Geschichte verfassen	132		
Welche Yoga-Übungen findest du in dieser Geschichte?	132		
Yoga-Rätsel	132		
Literatur- und Internettipps	140		

*Kopiervorlage

Vorwort

Veränderungen im Schulsystem müssen als Chance gesehen werden, neue Ideen entstehen und reifen zu lassen und den Mut zu entwickeln, das Neue auszuprobieren.

Zur Entstehung des Buches und der DVD

In Ganztagsschulen verbringen die Kinder und auch die Pädagogen* viel Zeit gemeinsam. Die Aufgaben von Lehr- und Erziehungskräften haben sich verändert: Neben der Vermittlung von Unterrichtsstoff sind auch Erziehung und Betreuung Aufgabenfelder, die gemeinsam gestaltet und bewältigt werden müssen. Ein gut rhythmisierter Schultag hilft, Stressfaktoren bei Kindern und den Erwachsenen zu reduzieren.

Konzentrationsschwäche, mangelndes Leistungsniveau, mangelhafte Sprachkenntnisse, insbesondere bei Kindern mit Migrationshintergrund, Bewegungsarmut und mangelndes Ernährungsbewusstsein, Respektlosigkeit gegenüber Lehrkräften und Aufsichtspersonal sowie Gewalt unter Grundschülern sind Problemfelder, denen sich Schule heute stellen muss. Kinder brauchen Halt und Geborgenheit. Sie brauchen gute Vorbilder und Orientierungshilfen, damit sie sich nicht im Dschungel der Verwirrungen verlieren.

In der Niederlausitz-Grundschule im Berliner Bezirk Kreuzberg gibt es seit 20 Jahren Yogaunterricht für die Kinder. Anfangs im Vorschulunterricht und in Form von Arbeitsgemeinschaften organisiert, ist Yoga (auch auf ausdrücklichen Wunsch der Eltern) seit dem Schuljahr 2005/06 als festes Unterrichtsfach für die Klassen 1 bis 3 etabliert. Die Eltern forderten Yoga als verbindliches Schulangebot, da sie die große positive Wirkung des Unterrichts auf ihre Kinder schätzen gelernt hatten. In der praktischen Arbeit mit den Kindern sind immer neue Unterrichtseinheiten entstanden. Mittlerweile wird unser erprobtes Konzept auch an anderen Schulen durchgeführt.

Das Kinderbewegungsinstitut yobee-activ©

2007 gründeten wir das Kinderbewegungsinstitut **yobee-active©** (**Yo**ga, **B**ewegung, **E**ntspannung und **E**rnährung **a**ktiv). Sein Ziel ist, praxiserprobte und daher sinnvolle Bildungskonzepte in Schulen sowie in die vorschulische Erziehung einzubringen und zu verbreiten.

Unsere Kompetenzen als Pädagogin, Yogalehrerin, Sozialpädagogin und Filmemacherin sowie die Freude und Begeisterung mit Kindern zu arbeiten ergänzen sich: Während dieser Zeit sind gemeinsam mehrere DVDs und weiteres Informationsmaterial, das in Schule, Vorschule und Kindergarten zum Einsatz kommt, entwickelt worden (siehe auch S. 140)

Seit 2008 bietet das Kinderbewegungsinstitut für Pädagogen, Lerntherapeuten, Eltern und weitere Interessierte, **Workshops** und **Weiterbildungen** an:

- Ausbildungsprogramm „**YOBEKA**": **Yo**ga, **B**ewegung, **E**ntspannung, **K**onzentration und **A**chtsamkeit
- Workshops und Seminare: „Rhythmisierung des Unterrichts auf der Basis von Yoga", „Yoga und Märchen"
- „Yoga und Tanz"
- Yamas und Niyamas im Kinderyoga
- Kinderyoga im Rhythmus der Jahreszeiten für Kita- und Grundschulkinder
- Wie bewege und entspanne ich mit meinen Kindern zu Hause

*Aus Gründen der besseren Lesbarkeit haben wir in diesem Buch durchgehend die männliche Form verwendet. Natürlich sind damit auch immer Frauen und Mädchen gemeint, also Lehrerinnen, Schülerinnen etc.

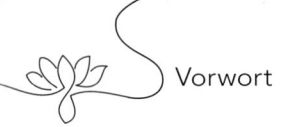

Vorwort

Die Resonanz ist dank Unterstützung durch das Landesprogramms *Gute gesunde Schule* hervorragend: Bis Mitte 2009 konnten an mehr als 60 Berliner Schulen Kinderyoga-Unterricht sowie Weiterbildungsmaßnahmen für Pädagogen und Eltern durchgeführt werden. Als positives Resultat der Weiterbildungen führen zahlreiche Pädagogen seither regelmäßig Entspannungs- und Bewegungsübungen in den Unterricht ein.

„Yoga für Kinder" – praktische Anwendungen dank DVD

Yoga können Sie als pädagogische Hilfe nutzen, um Lernsituationen zu schaffen, die Wohlbefinden, Leistungsbereitschaft, Konzentration und Kreativität fördern und fordern. Ein kleines Beispiel: Gerade an Montagvormittagen sind …

- ➔ Affirmations- oder Bewegungsverse,
- ➔ die Durchführung eines Wunsch- oder Danksagungsrituals,
- ➔ Entspannungsübungen oder Massagen
- ➔ sowie das Lesen einer Traumgeschichte sinnvolle Ergänzungen im Schulalltag.

Vor diesem Hintergrund entstanden dieses Buch und die beiliegende DVD. Jede auf dieser DVD vorgestellte Übung stellt sich auf die akuten, praxisrelevanten Bedürfnisse im Unterricht ein, ist leicht nachvollziehbar und erlernbar, steht jeweils für sich und ist im Unterrichtsalltag mühelos einsetzbar.

An dieser Stelle sei der *Senatsverwaltung für Wissenschaft und Bildung*, dem Landesprogramm *Gute gesunde Schule* sowie www.anschub.de herzlich gedankt! Auf Grund der Unterstützung können wir Lehrern praxisbezogenes „Werkzeug" in die Hand geben, das mehr Ruhe und entspanntes Lernen in die Klassenräume bringen wird. Unser Dank richtet sich auch an die Kinder der *Niederlausitz-Grundschule*, die bei der Arbeit an der DVD so freudig mitgemacht haben. Wir danken auch den Kollegen, die Übungssequenzen ausprobiert und kommentiert haben.

Allen Nutzern wünschen wir viel Freude mit den vorgestellten Bewegungs- und Sprechversen und noch mehr gelungene und entspannte Lernsituationen.
Selbstverständlich sind wir jederzeit auch an einem Feedback interessiert!

**Viel Erfolg wünschen
Petra Proßowsky und Ilona Holterdorf**

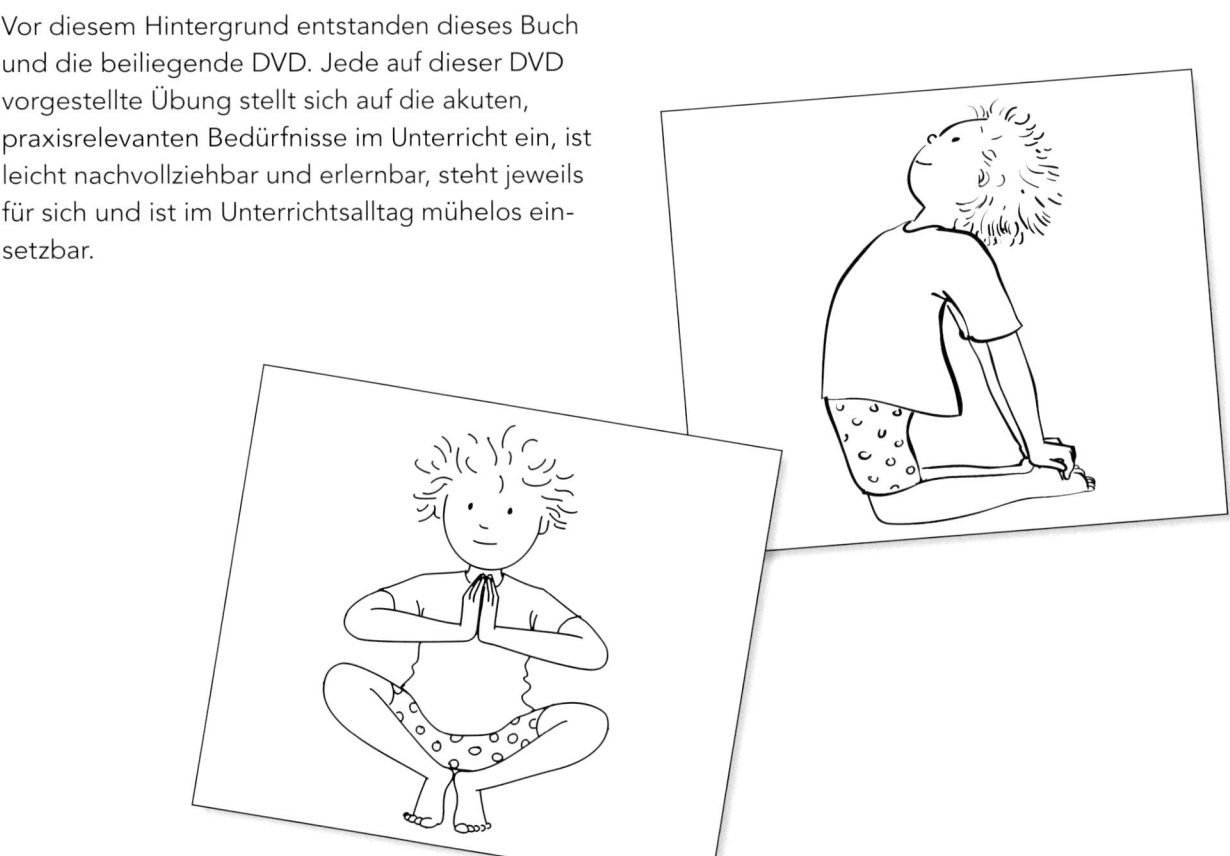

Überlegungen zum Thema

Heute werden Elemente des Yoga im Erziehungs- und Bildungsbereich genutzt, um Kinder und Jugendliche in ihrer Gesamt-Persönlichkeitsentwicklung zu fördern.

Was ist Yoga?

Yoga besitzt auf dem indischen Subkontinent eine Jahrtausende alte Tradition. Yoga bedeutet *Vereinigen, Verbinden und Vorbeugen*. Yoga widmet sich dem Zusammenspiel von Körper, Geist und Seele.

Unsere Gedanken sind häufig abgelenkt, unruhig und sprunghaft. Körper und Geist können indes durch gezieltes Training beruhigt werden, denn diese Yoga-Übungen führen zu mehr Achtsamkeit und Konzentration. Yoga ist ein Selbstfindungsprozess. Wir lernen, unsere Gedanken und Emotionen besser zu kennen und zu steuern. Im Prinzip ist nach der Yogalehre jede achtsame und konzentrierte Aktion eine yogische Handlung. Yoga-Übungen fördern gesundes Selbstwertgefühl, Selbstbewusstsein, Stabilität und vor allem Sicherheit. Aus dieser Sicherheit entwickeln Kinder auf natürliche Weise ihre sozialen Fähigkeiten und Kompetenzen weiter.

Besonderheiten des Kinderyoga

Yoga für Kinder unterscheidet sich vom Yoga für Erwachsene in einigen Bereichen: Erwachsene nutzen Yoga vorwiegend zur Regenerierung. Dazu sollten sie in den Körperstellungen des Yoga jeweils einige Zeit verweilen. Da Kinder im physischen wie psychischen Aufbau sind und alle Körperfunktionen zügiger ablaufen, sollten diese nicht lang in den jeweiligen Körperhaltungen verharren. Dies gilt insbesondere für Übungen, die auf das Drüsensystem wirken oder die Gelenke stark belasten.

Affirmative Sprechverse (positive Leitsätze), Lieder und Zählübungen helfen bei der Ausführung der Übungsreihen. Die Begleitung durch Gesang oder Instrumentalmusik unterstützt ruhiges, kindgemäßes Einüben von Yoga.

Ein wesentlicher Aspekt bei Yoga-Übungen ist der Bezug zur Atmung. Erwachsene koordinieren beim Yoga Atem und Bewegungen. Zum Yoga gehören den Atem kontrollierende Übungen, die die Verbindung von Körper, Geist und Seele unterstützen. Kinder sind aber im Kindergarten und in den ersten Grundschuljahren noch nicht in der Lage, den Atem bewusst zu lenken. Für sie geschieht das Atmen einfach. Werden sie zum tiefen Einatmen aufgefordert, atmen sie erfahrungsgemäß mit einem lauten Geräusch durch die Nase ein. Ihr Glaube: Lautes Atmen ist gleich tiefes Atmen. In der Yogalehre soll der Atem indes lautlos einströmen, wie Öl in den Körper fließen. In entspanntem Zustand atmen Kinder automatisch tief und lautlos. Geeignet für Kinder in Kindergruppen und Schulklassen sind daher

- Atemwahrnehmungsübungen,
- Pustespiele,
- die Imitation von Tierlauten (Ton und Klang)
- sowie alle Übungen, die das Atmen vertiefen.

Je jünger die Kinder sind, desto spielerischer üben sie Yoga ein. Wichtig ist daher, dass Sie den jeweiligen Entwicklungsstand der Kinder vorab prüfen und die Yoga-Übungen darauf abstimmen.

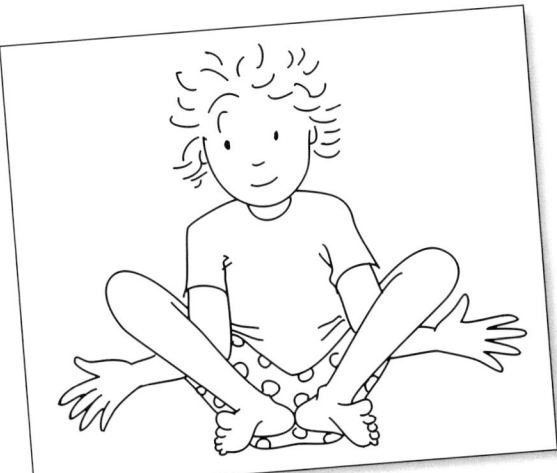

Überlegungen zum Thema

Was ist Rhythmisierung?

Rhythmus bedeutet Gleichmaß (im Takt), gleichmäßig gegliederte Bewegungen, auch regelmäßige Wiederkehr natürlicher Vorgänge. Rhythmisierung möchte daher etwas in einen bestimmten Rhythmus versetzen.

Auf den Schulalltag bezogen heißt dies: Arbeits- und Entspannungsphasen im Unterricht in einen gesunden, den Lernerfolg und die Gesundheit der Kinder und Erwachsenen fördernden Rhythmus zu bringen.

Der Yogalehre folgend wechseln in unserem Körper regelmäßig aktive, gebende Phasen mit intuitiven, empfangenden Phasen. Mal sind wir voller Kraft, bereit für körperliche und geistige Anstrengungen. Dann möchten wir lieber ruhig sein, unserer Intuition folgen und kreative Ideen wachsen lassen.

Gerade im Schulalltag ist es schwierig, diesem natürlichen Rhythmus zu folgen. Meist müssen wir agieren, funktionieren, gegen den gleichmäßig wechselnden Körperrhythmus handeln. Das verursacht Stress, Nervosität, Unausgeglichenheit! Eine gesunde Persönlichkeitsentwicklung erfordert indes, Körper und Geist in einen harmonischen Rhythmus zu bringen. So sollten Sie langes Sitzen in ungesunder Haltung durch Bewegung, Dehnungs- und Streckungsübungen auflockern, Lernphasen mit hohem Anspruch an Ausdauer und Konzentration durch kurze Entspannungsübungen unterbrechen, sobald die Konzentration nachlässt. Sodann gestaltet sich die Arbeit wieder effektiver, da sich die Gedanken beruhigt haben und sich geistige Klarheit wieder eingestellt hat.

Wozu Rhythmisierungsprogramme im Schulalltag?

Der Schulalltag in offenen und gebundenen Ganztagsschulen (8.00 bis 16.00 Uhr und länger) erfordert ein Rhythmisierungskonzept, das das Lernen durch Entspannungsphasen wie Bewegungsangebote aufzulockern vermag. Ein gutes, gelungenes Rhythmisierungskonzept ermöglicht Kindern, in ihrem eigenen Rhythmus zu lernen. Um Schüler zu unterstützen, sollten Sie bei der Stundenplangestaltung Lehr-, Entspannungs- und Bewegungsphasen effektiv aufeinander abstimmen.

Auch im Klassenraum benötigen Schüler Möglichkeiten zur Entspannung, zum „Auftanken" frischer Kraft. Lernen sie nach Wochen- und Tagesplänen, können sie ihrem inneren Rhythmus folgen. Anfänglich braucht dies große Unterstützung, besonders für Kinder aus lern- oder erfahrungsarmem Umfeld.

Yoga-Übungen können auf engstem Raum ausgeführt werden, eignen sich somit besonders, um in den Tagesplan aufgenommen zu werden. Schüler, die im Klassenraum einen Karteikasten mit Yoga-Übungen vorfinden, können sich nach etwas Yoga-Einweisung auch selbst Übungen aussuchen. Im Tagesplan könnte z.B. folgende Aufgabe samt Lösung gefordert sein:

Baum

Stehe in der Stellung Baum, und zähle bis 10.
Dann stelle dich auf das andere Bein, und zähle auch bis 10.
Gehe in die Heldenposition, und zähle so weit, wie du dich in der Stellung wohlfühlst.

Mache
- 5x eine Übung, die dir hilft, aufmerksamer zu werden;
- 7x eine Übung zur Entspannung,
- 8x eine Übung, die dir Mut und Kraft gibt.

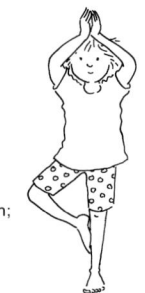

Erfahrungen aus verschiedenen Schulen zeigen, dass Kinder durch ein Yogatraining lernen, was ihrem Körper guttut. So fand ein hyperaktives Kind für sich die Möglichkeit, die Position der Schildkröte auf dem Stuhl auszuführen (vgl. S. 27). Dabei konnte es sich beruhigen, von allen äußeren Ablenkungen lösen und sich so anschließend erneut konzentrieren. Manche Kinder führen bei nachlassender Konzentration lieber die Baumstellung aus (vgl. S. 15), um wieder ruhiger und konzentrierter zu lernen.

Viele Übungen dieses Programms können die Kinder im Klassenraum ausführen, ohne andere, konzentriert arbeitende Kinder zu stören.

Lernen und Bewegung – eng miteinander verknüpft

Schon seit der Geburt drückt jedes Kind sich durch Bewegungen aus. Fortschritte in der Bewegungsentwicklung eröffnen dem Kind gleichzeitig neue Lernbereiche. Durch Greifen, Krabbeln, aufrechtes Gehen erweitert es jeweils seinen Erfahrungshorizont. Es lernt die Welt immer besser kennen und begreifen. Jeder Erfolg im Bewegungsbereich stärkt Selbstvertrauen und Selbstbewusstsein sowie das Bedürfnis, die Welt weiter zu erforschen. Bewegen und Lernen sind daher Grundbedürfnisse eines jeden Kindes.

Überlegungen zum Thema

Statistiken belegen, dass sich viele Kinder gerade in Deutschland auf Grund hohen Fernsehkonsums oder Nutzung von Computerspielen immer weniger bewegen. Dies wirkt sich nachteilig auf ihre Gesundheit aus. Auch Lerneifer und Lernfreude verkümmern, wenn sich die Kinder allzu oft vom TV und Computer unterhalten lassen. Andererseits steigen die Anforderungen im Bildungsbereich ständig. Somit ist es wichtig, Lernfreude zu wecken und günstigere Lernvoraussetzungen zu schaffen.

Kinder betreten die Schule mit unterschiedlichsten Voraussetzungen. Manche konnten in Kindertageseinrichtungen Erfahrung mit Bildungsinhalten und sozialem Lernen sammeln, andere verfügen über ein anregendes häusliches Umfeld. Doch gerade in Ballungsgebieten leben viele Kinder, die aus eher sprach- oder erlebnisarmen Umfeldern kommen. Solche Kinder sind in starkem Maße benachteiligt.

Für alle Lernbereiche sind sensomotorische Fähigkeiten eine elementar wichtige Voraussetzung. So nimmt Piaget sogar eine sensomotorische Phase in der kindlichen Entwicklung an. Die Kinder erleben ihre Umwelt sinnlich, durch Hören, Sehen, Fühlen, Schmecken und Riechen. Hinzu treten Orientierungs- und Gleichgewichtssinn. Kindliche sinnliche Eindrücke ermöglichen das Begreifen der Welt. Waren Schulanfänger in früher Kindheit wenig mit sinnlichen Erfahrungen konfrontiert, besteht enormer Nachholbedarf. Es braucht spezielle Förderung, um die Anforderungen des Anfangsunterrichts erfüllen zu können. Grundfertigkeiten in Sensomotorik und Koordination sind wichtige Voraussetzungen für das Erlernen von Lesen und Schreiben sowie das Entwickeln mathematischer Fähigkeiten. Durch gezielte Bewegungsspiele, Sinnesschulungen, Wahrnehmungs- und Konzentrationsübungen können Kinder Defizite im Bereich der sinnlichen Wahrnehmung aufarbeiten, ihre verzögerte Bewegungsentwicklung kompensieren und soziale Fähigkeiten ausbauen.

Ein gutes Lernklima entwickelt sich mit steigender sozialer Kompetenzen der Schüler. Kinder, die gegenseitige Akzeptanz, friedliches Miteinander, Werte wie Mitgefühl, Hilfsbereitschaft, Toleranz, Freundlichkeit verinnerlichen, lernen leichter als solche, die auf sich bezogen agieren, aggressiv und unfreundlich reagieren.

Ausreichende Bewegung stärkt und kräftigt den Körper, hält ihn gesund und vermittelt ein gutes Körpergefühl. Ein gutes Körpergefühl stärkt das Selbstvertrauen und Selbstbewusstsein. Selbstbewusste Kinder verhalten sich sozialer und interagieren friedlicher als Kinder ohne Selbstbewusstsein. Bewegungserziehung kann die Kinder in ihrer gesamten Persönlichkeit stärken und so wichtige Grundlage für erfolgreiches Lernen sein. Yoga-Übungen unterstützen die Körperkoordination und das Zusammenspiel der Gehirnhälften. Sie fördern Ruhe und Entspannung. Dies kommt insbesondere unruhigen, auch hyperaktiven Kindern zu Gute, die bei freien Bewegungsspielen oftmals meist noch unruhiger agieren.

Grundlegende Lernvoraussetzungen

Gute Lernvoraussetzungen sind gegeben, wenn Kinder aufmerksam und konzentriert dem Unterricht folgen, Inhalte verstehen und mit Interesse aufnehmen. In der Regel haben nicht alle Schüler einer Klasse diese günstigen Lernvoraussetzungen. Kinder, die dem Unterricht nicht folgen, abgelenkt und unkonzentriert sind, bezeichnen wir als verhaltensauffällig. Verhaltensauffälligkeiten äußern sich in verschiedenster Weise:

- Kinder beschäftigen sich mit anderen Dingen, träumen vor sich hin, sind völlig abwesend.
- Andere sind nicht nur selbst abgelenkt, sondern halten auch weitere Mitschüler ab, sich der Unterrichtsthematik zu widmen.
- Manche Kinder erschweren den Unterricht durch massive Störaktionen und aggressives Handeln, um Aufmerksamkeit auf sich ziehen.

Verhaltensauffälligkeiten resultieren aus mangelndem Selbstwertgefühl. Solche Kinder sind in ihrer Selbstwahrnehmung und in der Wahrnehmung anderer beeinträchtigt. Ursachen für Verhaltensauffälligkeiten können vielfältig sein: mangelndes Sprach- und Aufgabenverständnis, familiäre Probleme, frühkindliche Traumata etc. Übungen zu Körpererfahrung, Wahrnehmungs-, Koordinations- und Konzentrationsübungen, Gleichgewichts- und Entspannungsübungen können diesen Kindern zu besserem Körpergefühl und psychischem Gleichgewicht verhelfen. Sie können ihre Persönlichkeit stärken und so zur Änderung ihres Verhaltens führen.

Überlegungen zum Thema

Förderschwerpunkte der Übungen in diesem Buch

Programmbestandteile:
- Bewegungsabläufe, Lieder, Sprechverse zum Aufmuntern
- Geeignete Wahrnehmungs-, Koordinations- und Konzentrationsübungen zum Wachrufen kindlicher Aufmerksamkeit
- Affirmative Übungen zur Stärkung des Selbstbewusstseins
- Übungen zum Abbau von Aggression, Wut und Spannungen
- Kreisspiele mit Yoga-Übungen
- Entspannungsübungen, Rückenmassagen und kurze Spiele zur Förderung des Sozialverhaltens
- Übungen zur Selbsteinschätzung
- Anleitungen zum Finden eigener Yogareihen
- Affirmationssprüche

Programmziele:
- Förderung eines angenehmen Lernklimas
- Steigerung von Konzentrationsfähigkeit und Aufmerksamkeit
- Förderung der Körperkoordination, der Wahrnehmung und des Gleichgewichtssinns
- Schulung aller Sinne
- Kräftigung und Gesunderhaltung des Körpers
- Stärkung des Selbstvertrauens
- Stärkung des Selbstbewusstseins
- Förderung sozialer Kompetenzen

Die Übungen in diesem Buch sind nach Förderschwerpunkten geordnet, besitzen aber zumeist mehrere Wirkungsmechanismen. So fördern Übungen zur Körpererfahrung auch Wahrnehmung und Konzentration. Gleichgewichts- und Koordinationsübungen steigern auch die Konzentrationsfähigkeit. Schwerpunkte aller Übungen sind die allgemeine Lernförderung und die Unterstützung beim differenzierten Spracherwerb. Sämtliche Übungen dieses Rhythmisierungskonzeptes wurden in der Niederlausitz-Grundschule, Friedrichshain-Kreuzberg (Berlin), und in den Programmschulen „der guten gesunden Schule" (Berlin) erprobt.

Ein Beispiel aus der Niederlausitz-Grundschule

Für Schulanfänger beginnt der Schultag mit dem Guten-Morgen-Yoga. Diese Übung nimmt ca. 10–15 Minuten der ersten Schulstunde in Anspruch und hat sich als sehr wirksam erwiesen. Zusätzlich ist eine weitere Unterrichtsstunde Yoga in den Stundenplan dieser Kinder integriert. Auch die Schüler der dritten Klassen haben eine volle Yoga-Unterrichtsstunde im Stundenplan. Zum Wochenanfang erhalten sie ein Arbeitsblatt mit Übungen. Ein Kind hat die Aufgabe, den Part des Guten-Morgen-Yoga zu übernehmen, und hält auch die passende Übungsreihe zwischen anstrengenden Unterrichtsphasen parat. Entsprechende Arbeitsblätter werden in der Klasse an der Pinnwand ausgehängt.

Tipps für Ihren Unterricht

Da in den ersten Klassen gern ein Morgenlied gesungen wird und die Einübung von Kreisspielen und Tänzen sehr beliebt sind, beziehen sich viele Vorschläge gerade auf diese Altersgruppe. Nach der großen Pause eignen sich besonders Übungen zur Körperwahrnehmung, Übungen, die aus der Bewegung zur Stille führen, Gesichtsmassagen oder kurze Entspannungssequenzen. Sprechverse und affirmative Übungen wirken zwischen anstrengenden Unterrichtsphasen oft kleine Wunder. Die Kinder sitzen aufrechter, konzentrieren sich wieder und sind motiviert. Auch nach Entspannungsübungen geht manches wieder leichter: Die Gedanken kommen zur Ruhe, der Geist ist wieder klarer.

Tipps für Yoga-Erfahrene und ältere Kinder

Ältere Schüler nehmen nicht mehr so gern an Kreisspielen teil und können die Übungen auch ohne Lied und Text aneinander reihen. Sprechverse können in Gedanken formuliert werden, falls die Reihenfolge der Übungen noch nicht so vertraut ist. Folgende Alternativen sind denkbar:

Guten-Morgen-Yoga:
Auf der Wiese (S. 34)
Guten Morgen (S. 35)

Kreisspiele:
Knut (S. 92)
Bärenfest (S. 92)

Übungen, die Kraft geben:
Ich fühl mich stark, ich fühl mich fit (S. 50)
Würfelspiel (S. 95)
Herzritual (S. 106)

Tipps und Anregungen für die Vermittlung der Übungen

Die Yoga-Übungen dieses Rhythmisierungskonzeptes werden in Sprechversen, Liedern, Bewegungsabläufen und durch Affirmationen vermittelt. Die Reimform von Sprechversen und Liedern ermöglicht leichteres Texterlernen.
Bei Bewegungsabläufen und Übungen mit affirmativem Charakter werden Sprache und Bewegungen koordiniert und aneinandergereiht: Daher sollten Sie den Text und dazu gehörende Bewegungen selbst erlernen. Die beiliegende DVD ermöglicht Ihnen eine sichere und schnelle Umsetzung.
Sie können einzelne Zeilen vortragen und dazu die entsprechenden Bewegungen ausführen. Die Kinder sprechen den Text nach und führen dazu die Bewegungen aus.
Kinder lernen in der Regel schnell und können so die Funktion des Vorsprechers rasch übernehmen.
Die einzelnen Abläufe können Sie aus dem Buch herauskopieren und im Klassenraum aushängen, z.B. als Übungsablauf in Form eines Tages- oder Wochenplans.
Wenn Sie sich Karteikästen anlegen, können Sie die Abläufe nach Übungsschwerpunkten ordnen. Die Schüler und Sie können so jederzeit nachschauen und passende Übungen auswählen.
Bestimmte Symbole an den Karteikästen ermöglichen den Kindern leichtere Orientierung, z.B.:
→ die „Traumwolke" für Entspannungsübungen
→ die „Wutrakete" für Übungen zum Abbau von Aggression
→ Kind in der „Sonnen-Position" für Übungen, die wecken und munter stimmen
→ Kind mit einem symbolischen Geistesblitz in der „Baum-Position" für Konzentrationsübungen
→ Hände auf dem Rücken eines Kindes für Massagen
→ Kind in „Heldenstellung" für Übungen zur Stärkung des Selbstbewusstseins

Ausführung der Übungen

Jedes Kind sollte die Übungen so gut wie möglich ausführen. In den Quellentexten des Yoga heißt es, Übungen sollten stabil und fest, aber auch von Leichtigkeit geprägt sein. Der Körper darf nicht verspannt, aber auch nicht zu locker gespannt sein (vergleichbar mit einer korrekt justierten Saite eines Saiteninstrumentes). Jeder Körper reagiert unterschiedlich. Die Kinder sollten daher stets mit Leichtigkeit, aber auch einem gesunden Maß an Anstrengung üben. Übungen können graduell abgewandelt werden. In den Übungsbeschreibungen sind einige Übungsvarianten beigefügt. Da die räumlichen Bedingungen unterschiedlich sind, enthalten einige Übungsbeschreibungen auch vereinfachende Varianten, die auf den Stühlen im Klassenzimmer ausgeführt werden können.
Wenn Sie mit Ihren Klassen regelmäßig üben, werden Sie rasch erkennen, wann eine Übungssequenz ideal wirkt. Auch die Schüler erspüren schnell, wie sie sich beruhigen können, was ihnen zur Konzentration auf eine Sache verhilft oder wie sie Angst in Mut wandeln können. So z.B. hat die „Wutrakete" vielen Kindern nach heftigen Auseinandersetzungen wieder ein Lächeln auf ihre Lippen gezaubert!

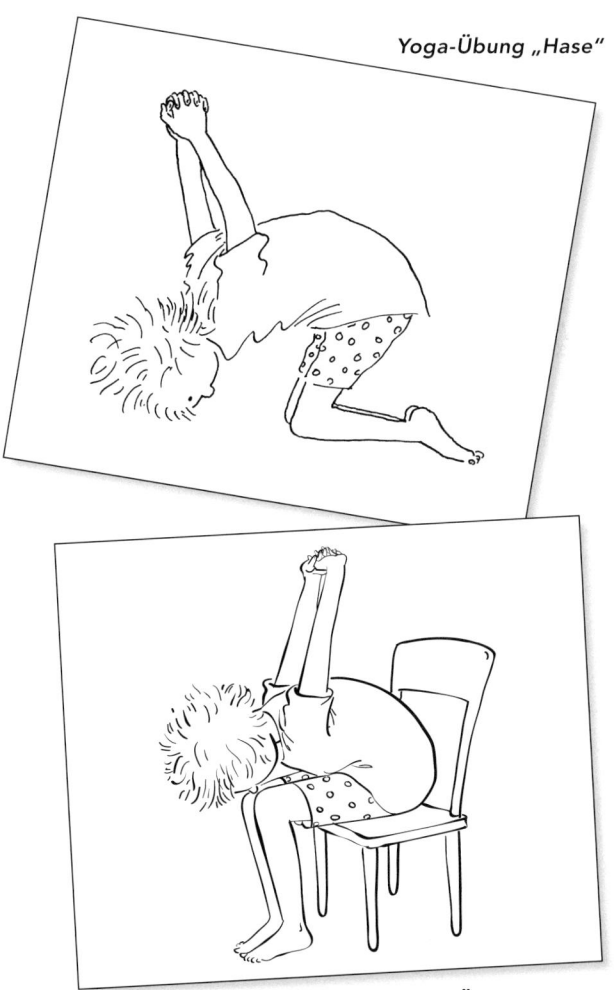

Yoga-Übung „Hase"

Variante zur Übung „Hase"

Die Yoga-ABC-Kartei

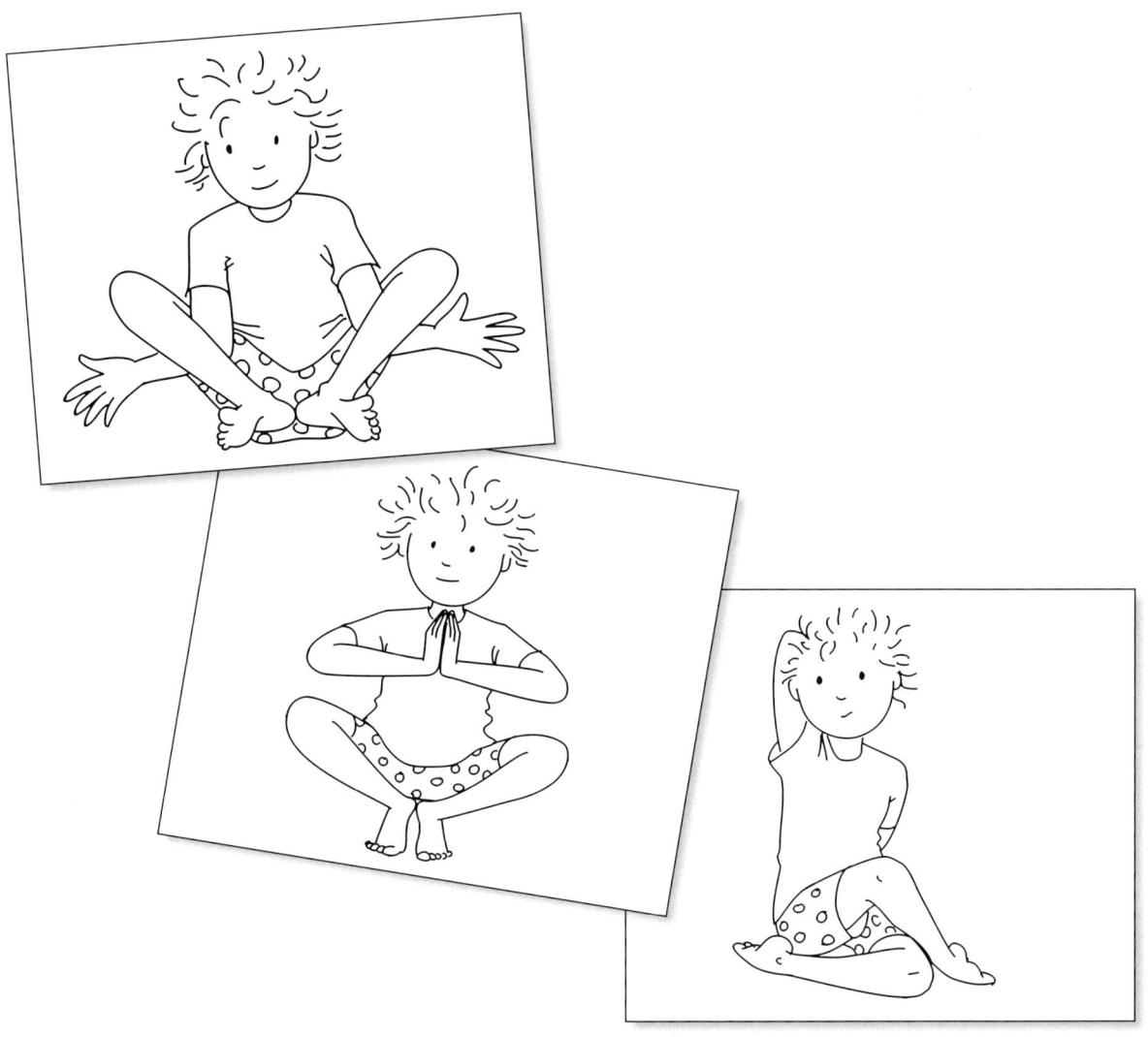

Adler

Stelle dich aufrecht hin, und breite deine Arme seitlich auf Schulterhöhe aus.
Drehe den Oberkörper nach links und rechts.
Halte dabei deine Arme in Verlängerung der Schultern.
Achte darauf, dass dein Becken nach vorn gerichtet bleibt.
Hilfreich ist es, wenn du bei der Drehung nach rechts die rechte Hüfte nach vorn schiebst und bei der Drehung nach links die linke Hüfte.

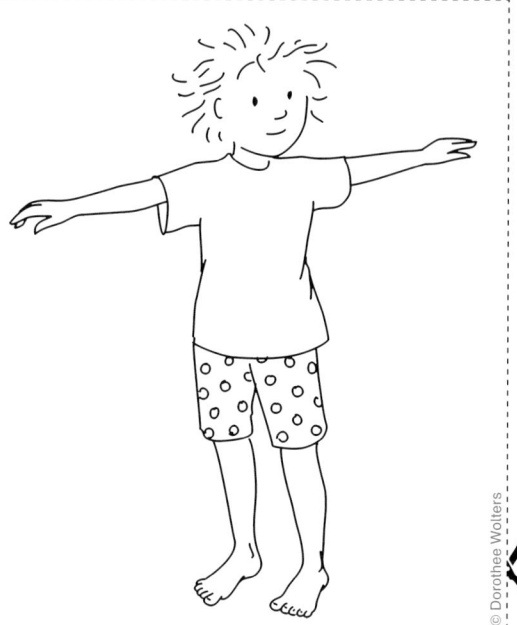

Affengruß

Stehe aufrecht.
Trommle dir mit den Fäusten auf die Brust.
Du kannst dabei ein lautes „Uaaah" tönen.

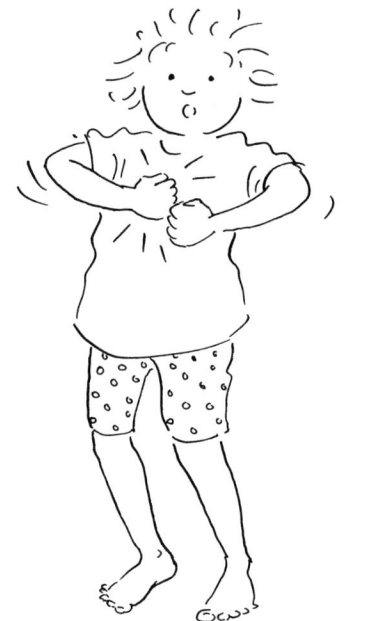

Affentanz

Stehe aufrecht.
Hüpfe abwechselnd von einem auf das andere Bein.
Hebe dabei die Knie, und schlage die rechte Hand auf das linke Knie und die linke Hand auf das rechte Knie.

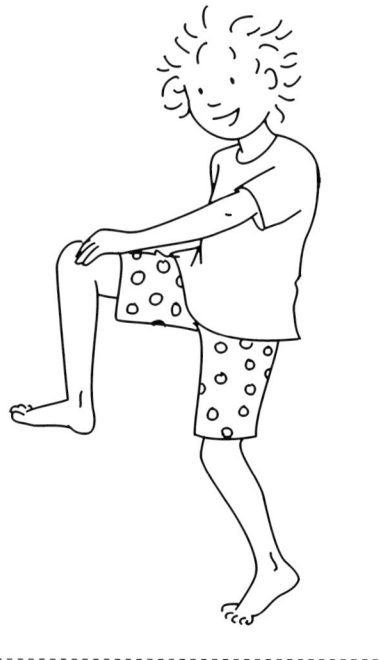

Baum

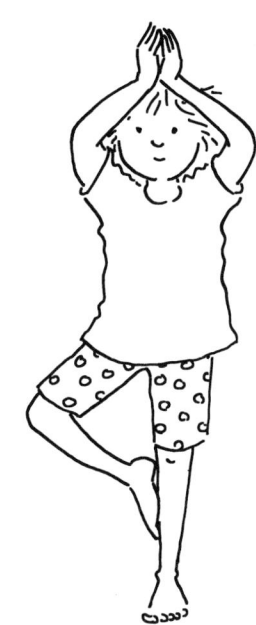

Stehe aufrecht.
Richte die Augen auf einen Punkt.
Verlagere das Gewicht des Körpers
auf den linken Fuß.
Stelle den rechten Fuß an die Innenseite
des linken Beines.
Dehne das Knie nach außen.
Hebe die Arme, und lege die Handflächen
über dem Kopf aneinander.
Mache die gleiche Übung auf dem anderen Bein.

Bär

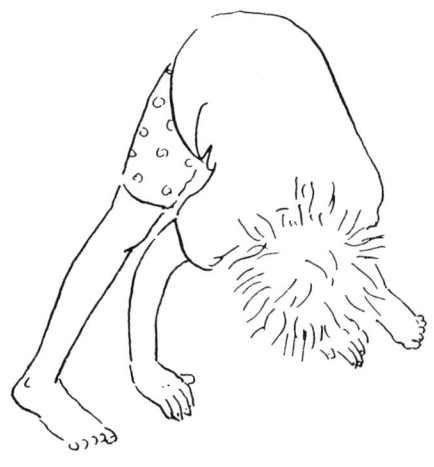

Stelle dich auf deine Hände und Füße.
Strecke dabei die Arme und die Beine.
Laufe mit gestreckten Armen und Beinen,
ohne die Ellbogen oder Knie zu beugen.

Bär mit erhobenen Tatzen

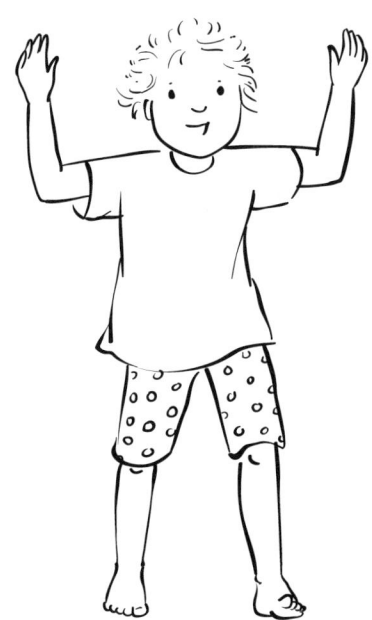

Stehe aufrecht.
Hebe die Arme auf Schulterhöhe.
Stelle die Unterarme senkrecht zu
den Oberarmen auf.
Tapse im Kreis herum.

Berg

Stehe aufrecht.
Stelle die Füße nebeneinander, und drücke sie fest an den Boden.
Dehne den Kopf nach oben, so als wenn er von einem Faden gezogen wird, der in der Mitte des Kopfes befestigt ist.
Dehne die Schultern nach hinten unten und außen.
Lasse die Arme neben dem Körper hängen, und halte die Finger gestreckt an den Oberschenkeln.

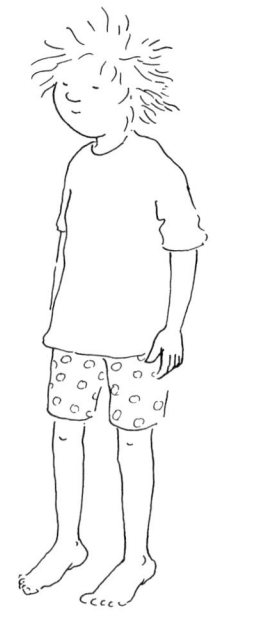

Biene

Stehe aufrecht.
Breite die Arme auf Schulterhöhe aus.
Beuge die Knie.
Beuge den Oberkörper aus den Hüften heraus vor, bis der Bauch die Oberschenkel berührt.
Summe wie ein Biene, und bewege die Finger dabei.

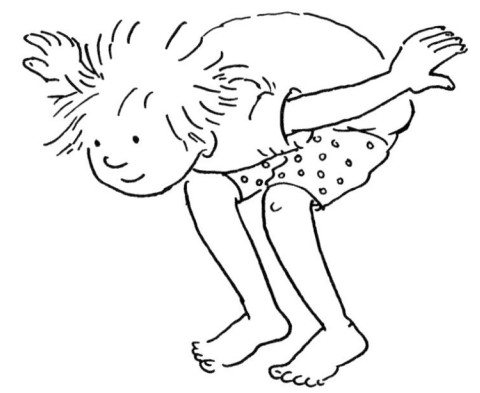

Blume

Stehe oder sitze aufrecht.
Lege deine Handflächen vor der Brust aneinander.
Dehne die Ellbogen zu den Seiten.
Löse die Finger voneinander, spreize sie, und dehne sie nach außen.
Der Daumen und kleine Finger behalten Kontakt.

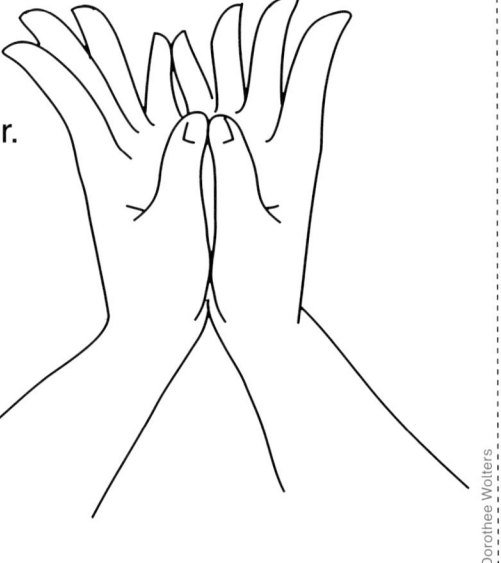

Boot

Winkle im Langsitz die Knie an.
Fasse mit den Händen in die Kniekehlen.
Lehne dich etwas zurück, und löse die Füße vom Boden.
Strecke die Beine und Arme aus.
Die Arme sind auf der Höhe der Knie
nach vorn ausgestreckt.
Fällt dir diese Übung anfangs schwer,
lege die Hände neben dem Po
auf den Boden, und
lasse die Beine etwas
angebeugt.

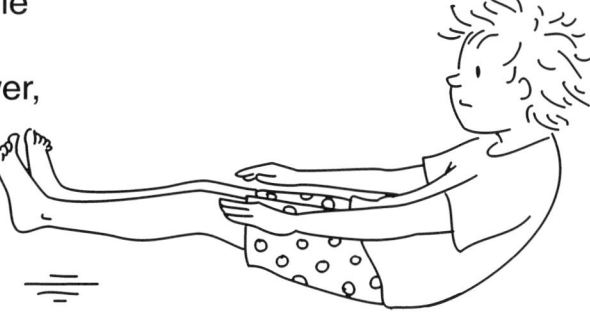

Brett

Strecke im Vierfüßlerstand die Beine nach hinten,
und stelle dich auf die Zehengrundgelenke.
Dein Körper bildet eine schiefe Ebene
und ist stark wie ein Brett.
Die Hände sind unter
den Schultern und
die Arme gestreckt.

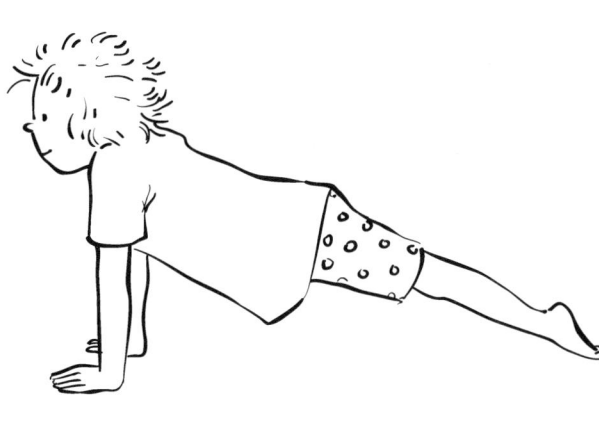

Elefant

Stehe aufrecht.
Fasse mit dem rechten Daumen und Zeigefinger
deine Nase. Lege den linken Arm in die rechte
Armbeuge, und schwinge ihn hin und her.
Stampfe dabei mit deinen Füßen.
Du kannst den Arm nach oben dehnen und tröten.
Zum Wasserschöpfen beuge dich mit gestreckten
Beinen vor, berühre mit der linken Hand den Boden,
und richte dich wieder auf.
Du kannst dir das Wasser auf den Rücken „pusten".

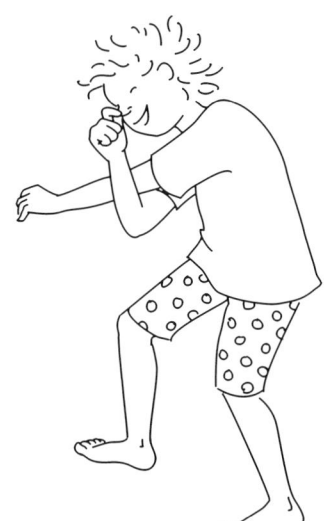

Energiepumpe 1

Stehe aufrecht.
Stelle den rechten Fuß einen Schritt nach vorn.
Strecke die Arme nach oben, und spreize die Finger.
Stelle dich dabei auf die Zehen des linken Fußes.
Bilde Fäuste, und beuge die Arme.
Senke dabei die linke Ferse zum Boden.
Stelle dich wieder auf die Zehen, und
strecke die Arme, spreize die Finger.
Wiederhole die Übung einige Male.
Stelle dann den linken Fuß nach vorn.
Wiederhole die Übung.
Diesmal pumpst du Kraft mit dem rechten Bein.

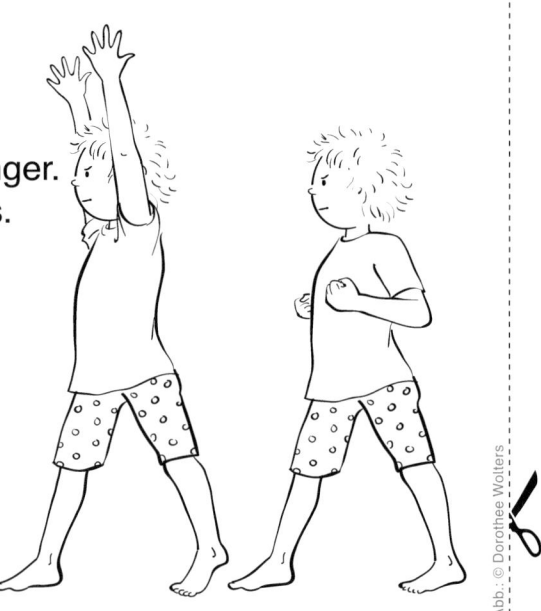

Energiepumpe 2

Stehe aufrecht.
Stelle den rechten Fuß einen Schritt nach vorn.
Strecke die Arme nach oben, und spreize die Finger.
Drücken den linken Fuß fest an den Boden.
Bilde Fäuste, und beuge die Arme.
Löse dabei die linke Ferse vom Boden, und
stelle dich auf die Zehengrundgelenke.
Stelle den Fuß wieder fest an den Boden,
und strecke die Arme, spreize die Finger.
Wiederhole die Übung einige Male. Stelle dann
den linken Fuß nach vorn. Wiederhole die Übung
und pumpe Kraft mit dem rechten Bein.

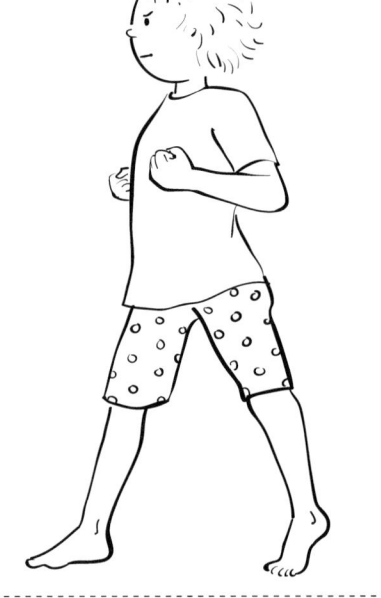

Fisch 1 (Einfache Version)

Grätsche in der Rückenlage die Beine.
Dehne die Fußsohlen nach vorn.
Lege die Handflächen vor der Brust aneinander.
Die Daumen berühren das Brustbein.
Dehne die Ellbogen nach außen, und
bewege sie auf und ab.

Variation:
Lege in der Rückenlage die Unterarme
auf den Boden und die Handflächen
unter den Po.
Drücke den Oberkörper hoch, und danach
senke das Kinn zum Brustbein.

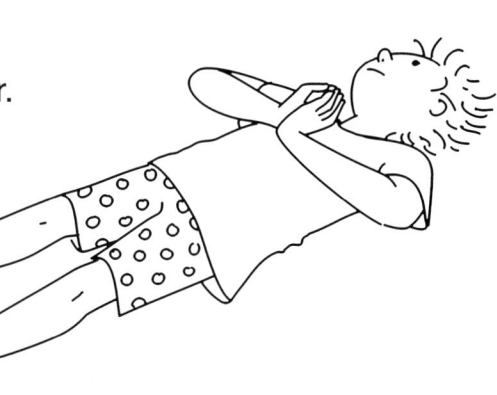

Fisch 2 (Klassische Version)

Grätsche in der Rückenlage die Beine.
Dehne die Fußsohlen nach vorn.
Drücke die Ellbogen fest an den Boden.
Drücke den Oberkörper hoch.
Spanne den Po an, und lasse den Kopf
mit gedehntem Nacken nach hinten hängen.

Für Fortgeschrittene:
Setze den Kopf am Boden auf, und löse die Arme vom
Boden. Lege die Handflächen aneinander vor die Brust.
Die Daumen berühren das Brustbein,
die Finger weisen zum Gesicht.

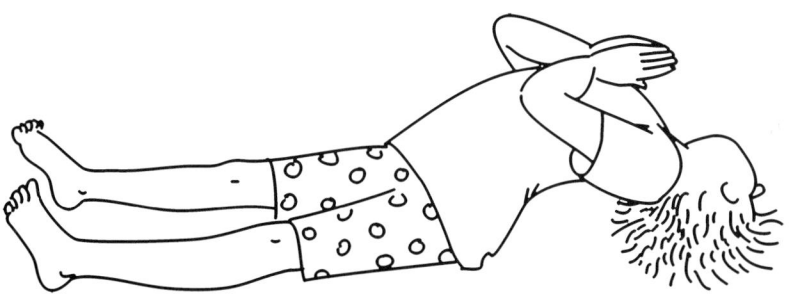

Achtung: Diese Version nur ausführen, wenn
der Kopf nicht zu viel Gewicht tragen muss!

Fisch 3 (Variation für den Stuhl)

Sitze aufrecht auf dem Stuhl.
Lege die Hände unter den Po.
Die Finger weisen nach vorn.
Wölbe den Brustkorb weit nach vorn,
und dehne ihn nach oben.
Schaue nach oben.
Ziehe die Schultern nach hinten,
und dehne sie dabei nach außen.

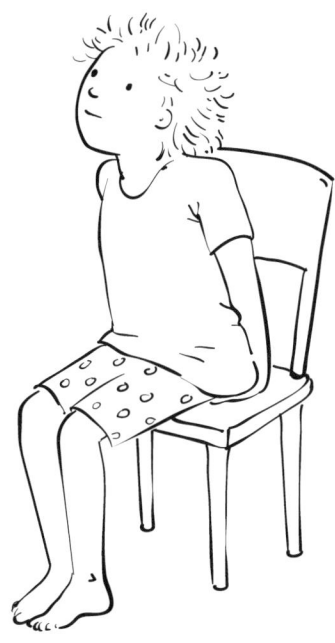

Fisch auf einer Flosse (für ältere Kinder)

Stelle im Vierfüßlerstand die Zehen auf.
Strecke die Beine, und gehe so in die Stellung Brett.
Verlagere das Gewicht deines Körpers
auf die linke Hand und die Außenseite
des linken Fußes.
Lege das rechte Bein auf das linke Bein.
Strecke den rechten Arm nach oben.
Führe das Gleiche auch zur anderen
Seite aus.

Hahn

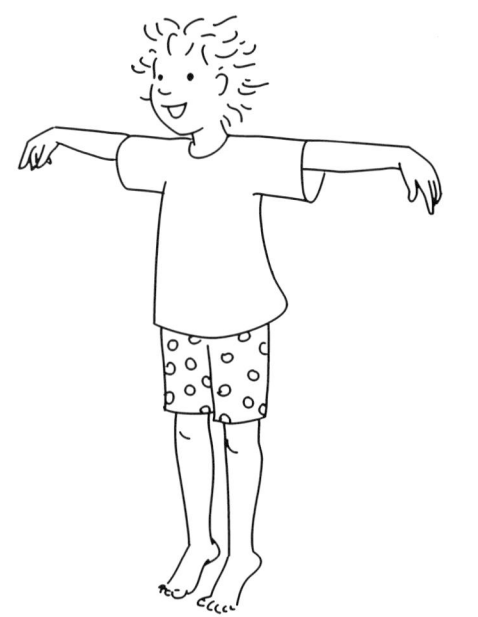

Hebe im aufrechten Stand die Arme seitlich
auf Schulterhöhe.
Klappe die Hände nach unten ab.
Stelle dich dabei auf die Zehenspitzen,
und krähe wie ein Hahn.
Stelle die Fußsohlen wieder auf den Boden.
Senke dabei die Arme.
Wiederhole die Übung einige Male.

Halbmond

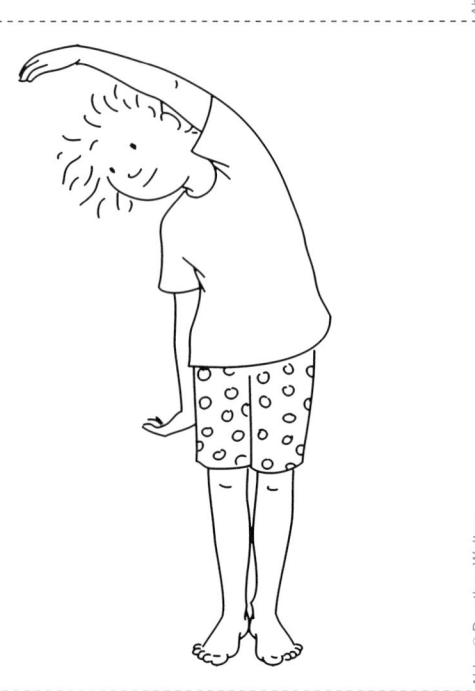

Strecke im aufrechten Stand die Arme
über den Kopf.
Dehne den Oberkörper nach rechts.
Senke dabei den rechten Arm.
Lege den Handrücken an den Oberschenkel,
und bilde mit der Hand eine Schale.
Dehne den linken Arm gestreckt nach rechts,
der Oberarm ist dabei neben dem linken Ohr.
Forme auch mit der linken Hand eine Schale.
Die Füße bleiben fest am Boden und
das Becken aufgerichtet.
Mache die Übung auch zur anderen Seite.

Hase 1

Setze im Fersensitz die Hände neben
den Knien auf den Boden.
Strecke den Oberkörper, und beuge ihn vor,
bis die Stirn am Boden ist.
Löse den Po von den Fersen,
und rolle den Kopf auf den Scheitelpunkt.
Führe die Arme nach hinten.
Fasse die Hände, strecke die Arme,
und dehne die Handflächen nach oben.

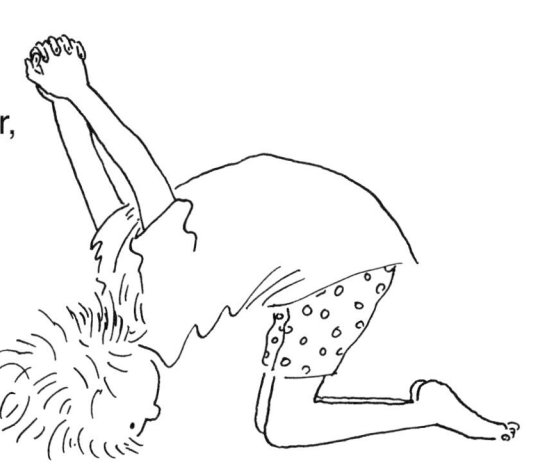

Hase 2 (Variation auf dem Stuhl)

Sitze aufrecht auf dem Stuhl.
Beuge dich vor, und lege die Stirn auf die Oberschenkel.
Strecke die Arme nach hinten,
dehne sie nach oben,
und verschränke die Finger ineinander.
Dehne die Handflächen nach oben.
Achte darauf, dass dein Nacken gestreckt ist.
Wenn du mit dem Kopf
nicht auf die Oberschenkel kommst,
lasse ihn nach unten hängen.

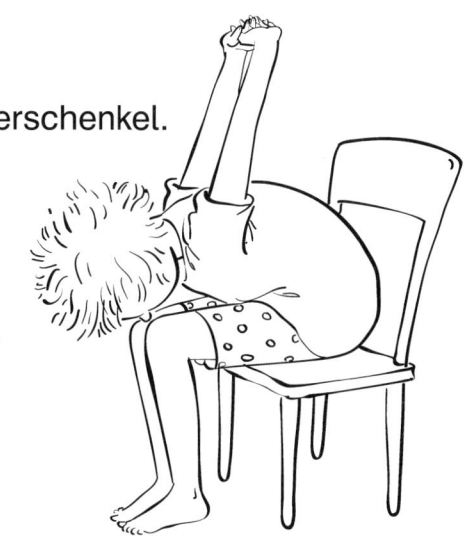

Held

Setze im aufrechten Stand den rechten Fuß
einen großen Schritt nach vorn.
Stelle den linken Fuß etwas nach außen.
Beuge das rechte Knie, und schiebe es in der Fußlinie
nach vorn. Der Unterschenkel sollte senkrecht stehen.
Nun hebe die Arme über die Seiten.
Verschränke die Finger über dem Kopf.
Strecke die Zeigefinger und den ganzen Körper.
Richte den Blick nach oben.
Wiederhole die Übung, und stelle dabei
das linke Bein nach vorn.

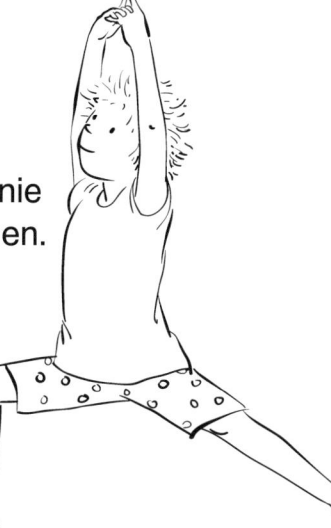

Holzfäller

Stehe aufrecht.
Grätsche die Beine.
Hebe die Arme, und strecke sie nach oben.
Verschränke die Finger ineinander.
Dehne dich kraftvoll in die Länge.
Dann beuge dich kraftvoll vor,
und atme laut aus: „Haaah".
Wiederhole die Übung einige Male.

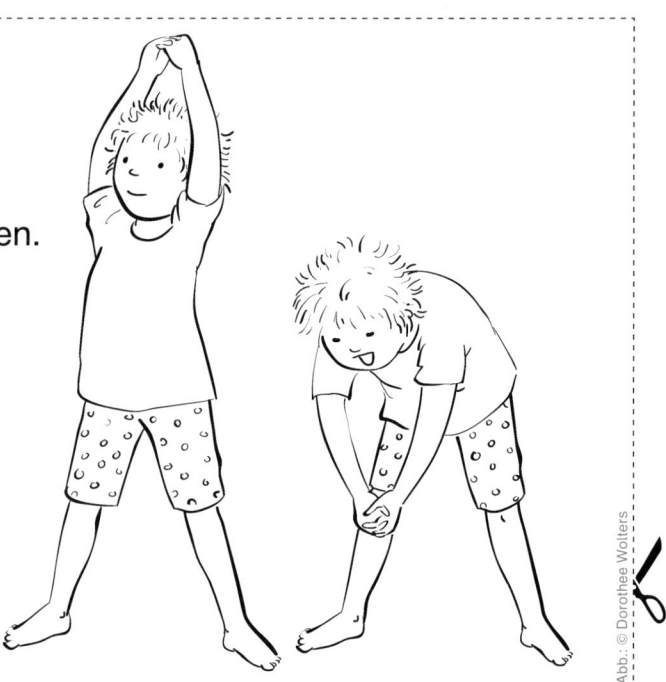

Hund 1 (schaut nach unten)

Drücke im Vierfüßlerstand die Hände
fest an den Boden.
Stelle die Zehen auf, und drücke den Po
nach hinten und oben.
Strecke die Beine so gut, wie es geht.
Halte die Wirbelsäule gerade.
Schaue zum Bauchnabel.

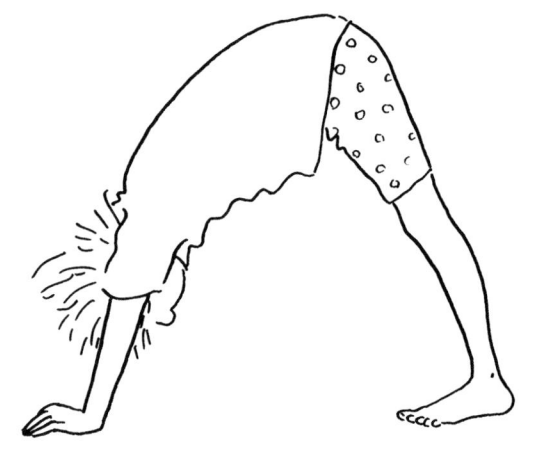

Hund 2 (schaut nach oben)

Stelle dich in der Haltung des gestreckten Hundes,
der nach unten schaut, auf die Zehengrundgelenke.
Bringe den Körper in die Haltung
des Brettes.
Bewege die Brustwirbelsäule
in eine Rückbeuge.
Hebe dabei den Blick.
Halte die Beine gestreckt
über dem Boden.

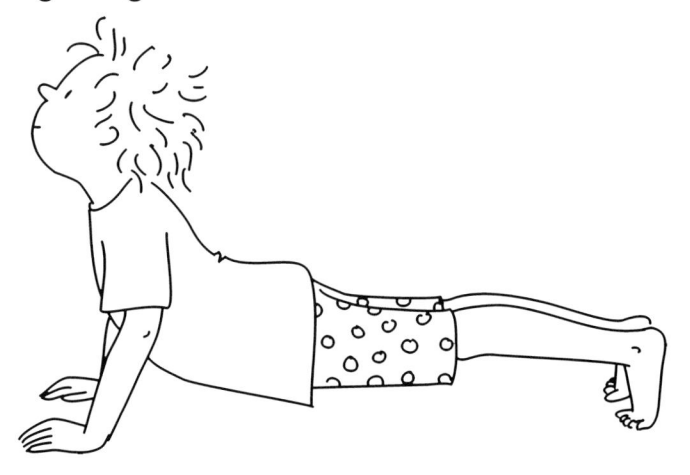

Kamel

Gehe in den Kniestand.
Ziehe den Bauch leicht ein.
Spanne die Pomuskeln an.
Führe die Arme nach hinten,
und fasse deine Handgelenke.
Dehne dich in eine Rückbeuge,
die Oberschenkel bleiben senkrecht.
Wenn du dich weit nach hinten beugen kannst,
löse die Hände, lege sie auf die Fersen,
und drücke dich weiter in die Dehnung
der Körpervorderseite.

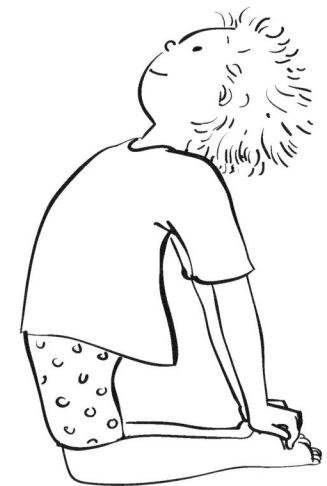

Kamelritt

Sitze aufrecht auf dem Stuhl.
Lege die Hände auf die Knie.
Wölbe die Wirbelsäule nach hinten.
Schaue dabei zu deinem Bauch.
Dann wölbe langsam die Wirbelsäule nach vorn,
und schaue dabei nach oben.
Wechsele die Bewegungen einige Male ab,
und stelle dir vor, auf einem Kamel
durch den Wüstensand zu reiten.

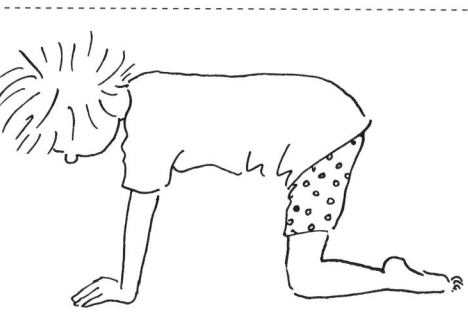

Katze

Bewege im Vierfüßlerstand die Wirbelsäule
abwechselnd in eine Hohlstellung
und eine Rundung.
Töne dabei „Miau" und „Mio".
Richte bei „Miau" den Blick nach oben,
und dehne das Brustbein und die Sitzbeine nach oben.
Wölbe bei „Mio" die Wirbelsäule nach oben,
und richte den Blick nach unten
zum Bauchnabel.
Rolle den unteren Teil der Wirbelsäule
nach innen.

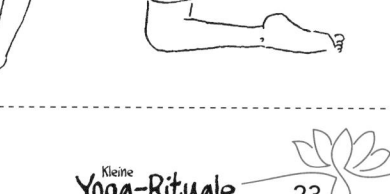

Kleines Kamel 1

Setze dich in den Fersensitz.
Lege die Handflächen hinter die Füße
auf den Boden.
Die Finger weisen zu den Zehen.
Nun löse den Po von den Fersen,
und dehne die Vorderseite des Körpers nach oben.
Lasse den Kopf nach hinten hängen.

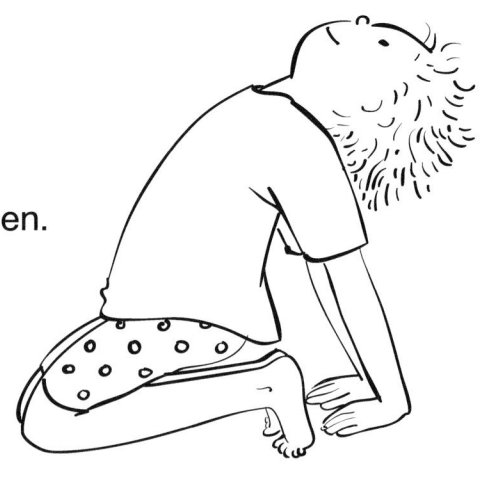

Kleines Kamel 2 (Variation auf dem Stuhl)

Sitze aufrecht auf dem Stuhl.
Lege die Hände hinter deinen Po,
sodass die Finger nach vorn weisen.
Gib viel Gewicht auf die Hände.
Wölbe den Oberkörper nach vorn und oben.
Wenn du es schaffst, drücke dich so weit hoch,
dass sich der Po vom Stuhl löst.
Schaue nach oben.

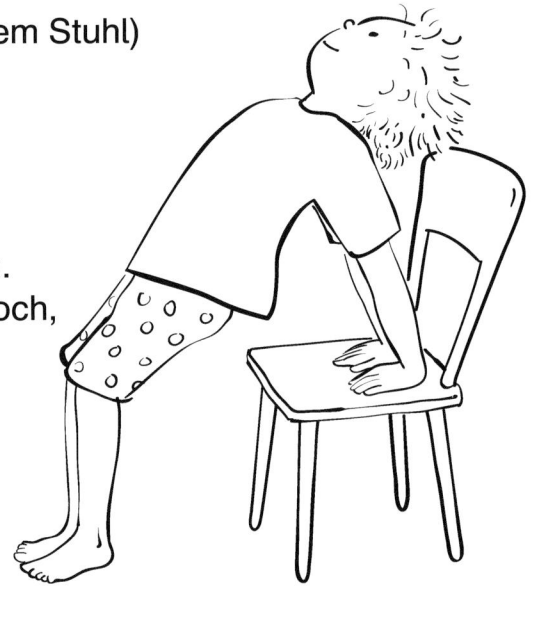

Kobra

Lege in der Bauchlage die Hände in Brusthöhe
auf den Boden.
Richte den Oberkörper auf.
Lasse die Schultern sinken.
Halte den Oberkörper oben, ohne die Hände
zu belasten.
Wenn du kräftig bist, kannst du dich auch weiter
aufrichten und dich mit den Händen hoch stützen.
Spanne aber den Po an, und senke die Schultern.
Vielleicht schaffst du es auch,
die Knie leicht vom Boden zu lösen.

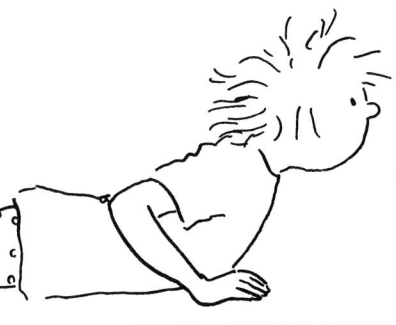

Löwe

Setze dich auf deine Fersen.
Lege die Hände auf die Knie.
Strecke die Arme nach vorn.
Spreize die Finger.
Reiße deine Augen und den Mund weit auf.
Strecke die Zunge heraus, und brülle laut.

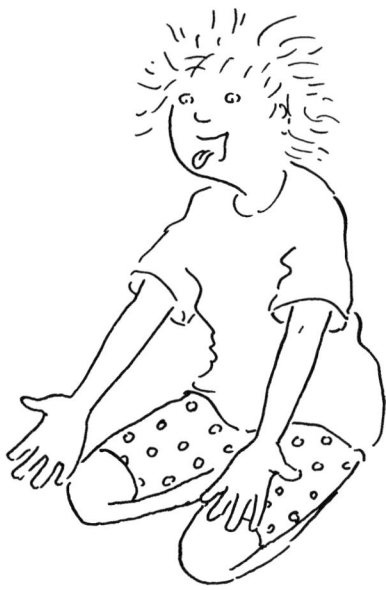

Lotosblume

So schläft die Lotosblume:
Lege im Sitz mit gekreuzten Beinen die
Handflächen vor der Brust aneinander.
Beuge den Oberkörper weit vor,
bis die Stirn am Boden liegt.

Das ist die Knospe:
Richte dich langsam auf.
Strecke die Arme, und halte dabei die
Handflächen fest aneinander gedrückt.
Wenn die Arme gestreckt sind,
befinden sich die aneinander liegenden Hände
über dem Scheitelpunkt und die Oberarme
neben den Ohren.

So leuchtet die Blüte:
Breite die Arme seitlich auf Schulterhöhe aus.
Richte die Unterarme senkrecht zu den
Oberarmen auf.
Klappe die Handflächen nach oben auf.

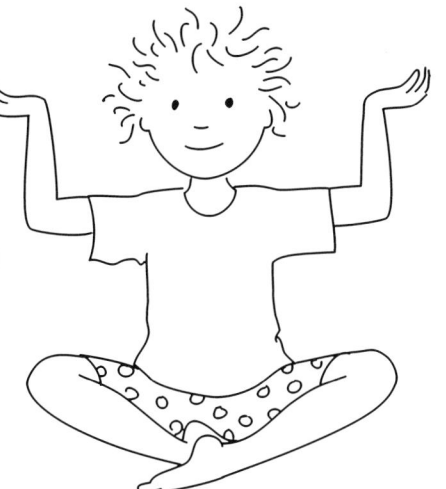

So schließt sich die Blüte:
Strecke die Arme wieder.
Lege die Handflächen über dem Kopf aneinander.
Beuge die Ellbogen, und senke die Hände
vor die Brust.
Beuge den Oberkörper gestreckt vor,
bis die Stirn am Boden liegt.

Maus

Lege im Fersensitz die Hände mit den Handrücken
auf den Boden.
Die Fingerspitzen weisen nach hinten.
Bringe den Kopf langsam zum Boden.
Lasse die Hände dabei nach hinten gleiten,
bis sie neben den Füßen sind.
Lege eine Hand auf den unteren Rücken,
das ist der Schwanz.

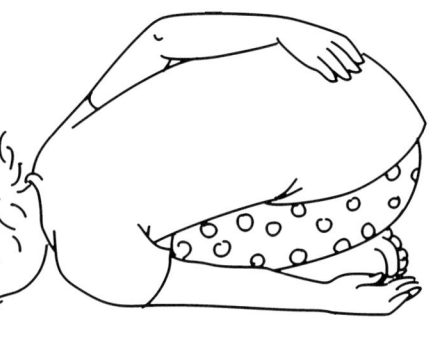

Mond

Hebe im aufrechten Stand die Arme
über die Seiten.
Lege über dem Kopf die Mittelfingerkuppen
aneinander.
Dehne die Ellbogen nach außen,
und forme so den Vollmond.

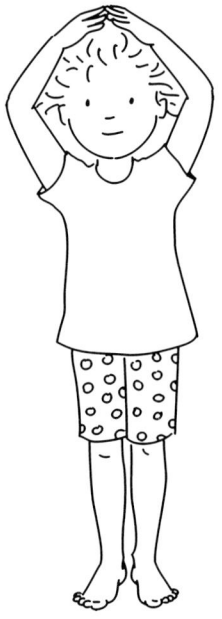

Palme

Schaue im aufrechten Stand auf einen Punkt am Boden.
Verlagere das Gewicht des Körpers auf den
linken Fuß.
Winkle das rechte Knie an, und fasse den rechten Fuß
von der Außenseite mit der rechten Hand.
Dehne die Ferse zum Po, und hebe den linken Arm.
Führe die gleiche Übung mit dem anderen Bein aus.

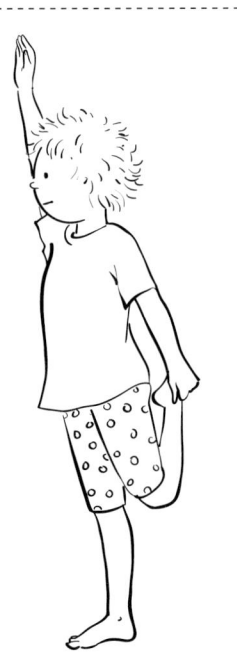

Schildkröte 1

Lege im aufrechten Sitz die Fußsohlen aneinander.
Dehne die Knie nach außen.
Senke die Fußaußenkanten zum Boden.
Umfasse mit beiden Händen die Füße.
Strecke den Rücken.
Schiebe die Füße etwas vom Körper weg.
Beuge dabei den Oberkörper
mit gestreckter Wirbelsäule vor.
Senke den Kopf zu den Füßen.
Dabei rundet sich der Rücken
und bildet das Haus der Schildkröte.

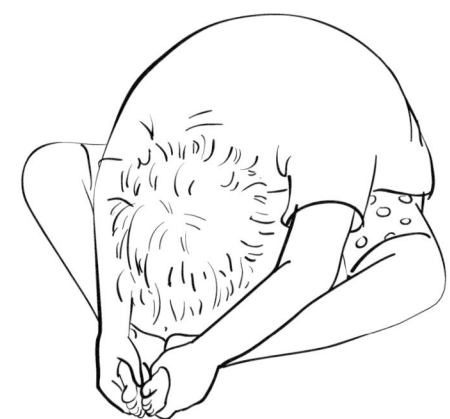

Schildkröte 2 (für Bewegliche)

Winkle im Langsitz die Knie an.
Stelle die Füße zum Boden.
Grätsche die angewinkelten Beine leicht.
Beuge den Oberkörper weit vor.
Strecke die Arme von innen
unter den Beinen durch.
Schiebe sie nach hinten.
Lege dabei die Handrücken an den Boden,
und senke die Stirn zum Boden.

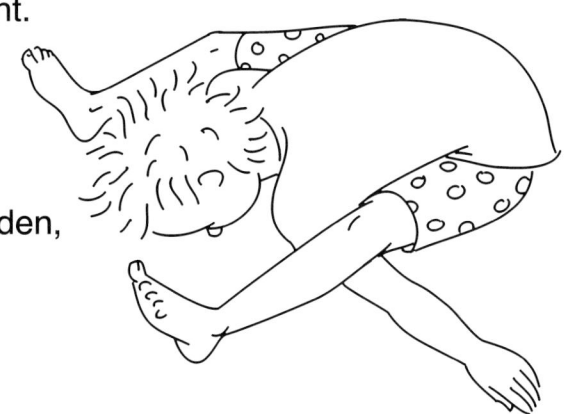

Schildkröte 3 (Variation auf dem Stuhl)

Sitze aufrecht.
Grätsche die Beine, und beuge dich weit vor.
Fasse die Stuhlbeine, und lasse deine Beine
nach vorn gleiten.
Schaue durch die Stuhlbeine hindurch.

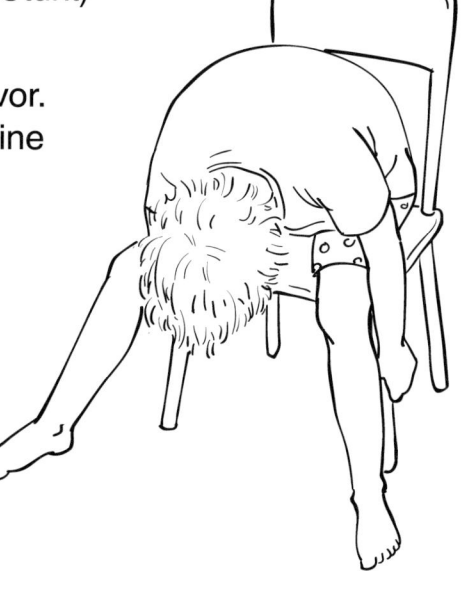

Schmetterling

Sitze aufrecht.
Lege die Fußsohlen aneinander.
Fasse die Füße mit beiden Händen.
Dehne die Knie nach außen.
Halte dabei den Rücken aufrecht.

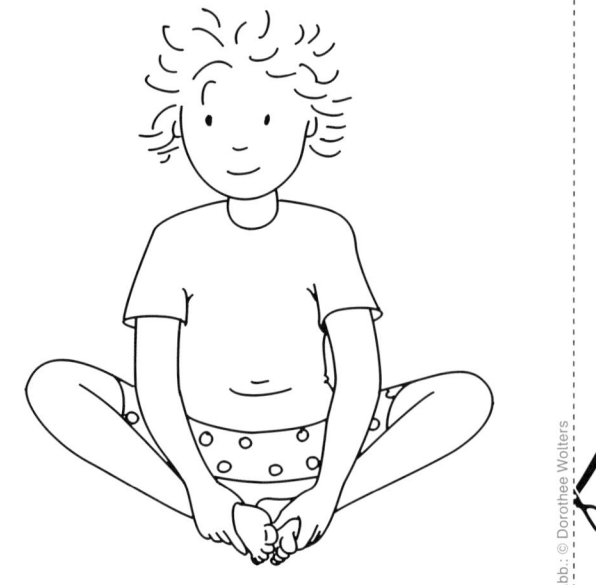

Schnecke

Setze dich auf deine Fersen.
Lege die Handflächen neben den Knien auf den Boden.
Senke die Stirn zum Boden.
Drücke die rechte Hand fest auf den Boden.
Hebe den Kopf, und dehne den Brustkorb.
Hebe den linken Arm in Verlängerung des
Oberkörpers, und dehne ihn nach vorn.
Der Bauch bleibt auf den Oberschenkeln.
Lege die linke Hand wieder neben
das linke Knie. Senke den Kopf zum Boden.
Dann dehne den rechten Arm weit nach vorn.
Wiederhole die Übung einige Male.

Sonne

Grätsche im aufrechten Stand die Beine.
Hebe die Arme geöffnet nach oben.
Spreize die Finger, und hebe das Brustbein.

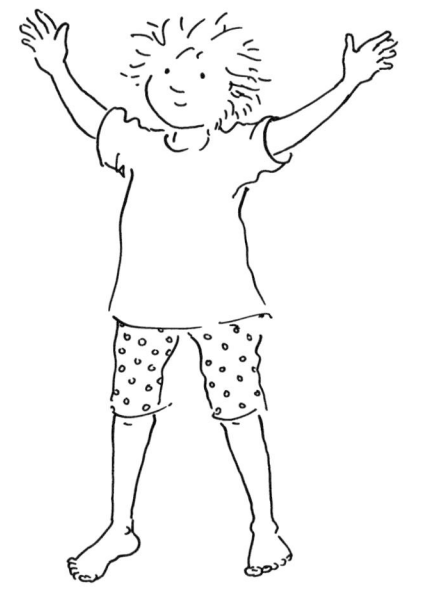

Stern

Stehe aufrecht.
Hebe den rechten Arm nach oben,
und strecke den linken Arm nach unten.
Drehe den Oberkörper nach links und rechts.
Bewege dabei deine Finger.
Hebe dann den linken Arm nach oben,
und strecke den rechten Arm nach unten.
Drehe den Oberkörper nach links und rechts,
und bewege die Finger.

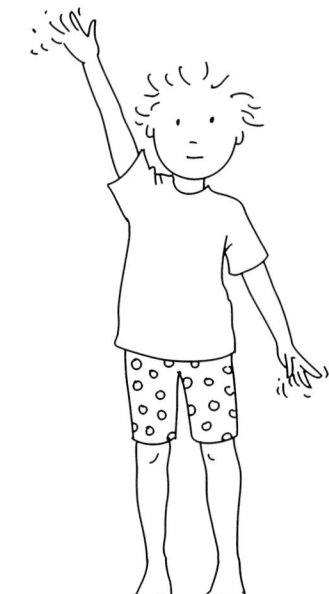

Storch

Verlagere im aufrechten Stand das Gewicht
des Körpers auf den linken Fuß.
Löse den rechten Fuß vom Boden,
und beuge das rechte Knie.
Strecke den Unterschenkel nach hinten parallel
zum Boden.
Beide Knie sind nebeneinander.
Lege die Handflächen vor der Brust aneinander.
Senke den Kopf, und schaue auf die Finger.
Mache das Gleiche auf dem rechten Standbein.

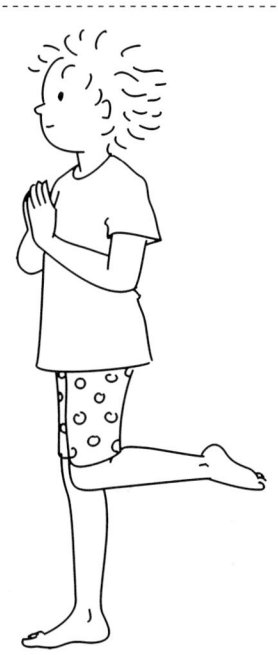

Schreitender Storch

Gehe in die Storch-Stellung.
Breite auf dem linken Standbein die Arme
auf Schulterhöhe seitlich aus.
Strecke das rechte Bein nach vorn.
Winkle das rechte Knie an.
Führe die Arme nach vorn.
Lege die Handflächen aneinander.
Lege die Handflächen vor die Brust, und führe
das rechte Knie wieder neben das linke Knie.
Mache das Gleiche auf dem rechten Standbein.
Wechsele die Bewegungen einige Male ab.

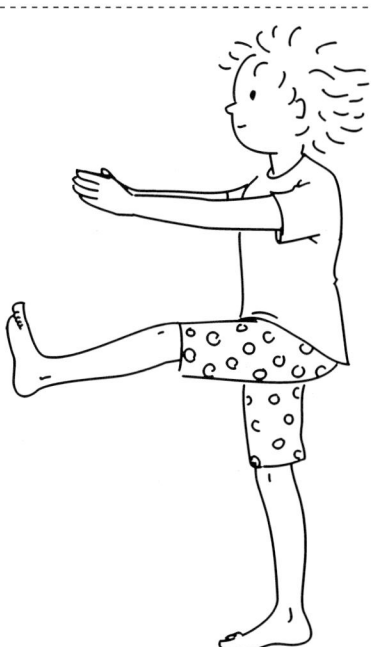

Tiger 1

Gehe in den Vierfüßlerstand.
Hebe den linken Arm in Verlängerung
des Rumpfes gestreckt nach vorn.
Hebe das rechte Bein in Verlängerung
des Rumpfes gestreckt nach hinten.
Strecke dann den rechten Arm nach
vorn und das linke Bein nach hinten.
Sprich dazu: „Der Ti – Ta – Tiger
streckt sich immer wieder."

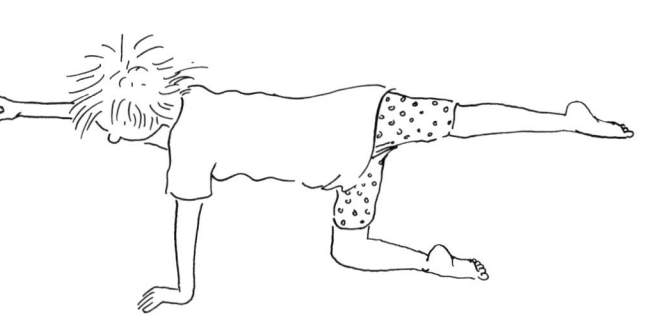

Tiger 2

Gehe in den Vierfüßlerstand.
Hebe das linke Bein in Verlängerung des Rumpfes
gestreckt nach hinten.
Runde dann den Rücken, und führe das linke Knie
und die Stirn zusammen.
Strecke das Bein wieder nach hinten,
hebe dabei den Kopf, und stelle das
linke Knie wieder auf den Boden.
Mache das Gleiche mit dem rechten Bein.
Dazu kannst du den Sprechvers sagen:
„Der Tiger streckt sich, macht sich rund,
und der Rücken bleibt gesund."

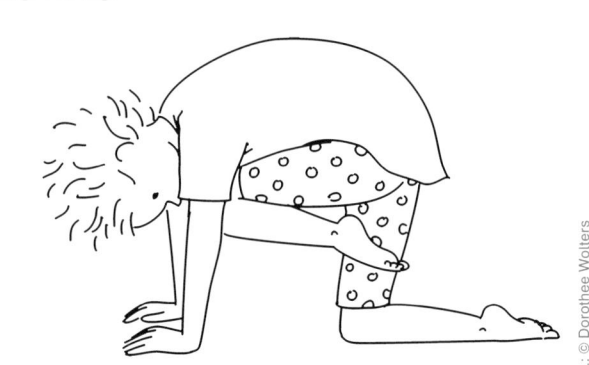

Vogel 1

Breite im aufrechten Stand die Arme
seitlich auf Schulterhöhe aus.
Stelle dich dabei auf die
Zehenspitzen.
Bringe dann die Fußsohlen wieder zum Boden.
Führe gleichzeitig die Arme auf Schulterhöhe
nach vorn.
Lege die Handflächen aneinander.
Wechsele die Bewegungen einige Male ab.
Töne dazu „A" und „O".

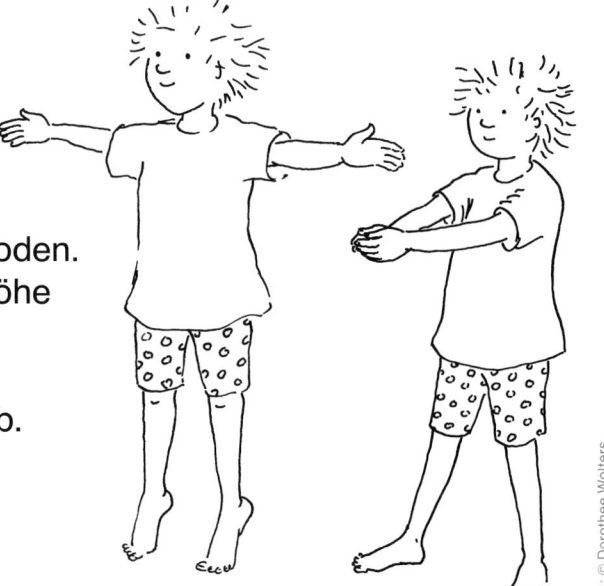

Vogel 2

Lege im aufrechten Stand deine Hände
auf die Schultern.
Die Daumen sind hinten, und die Finger
weisen nach vorn.
Kreise so die Schultern mal vor und mal zurück.

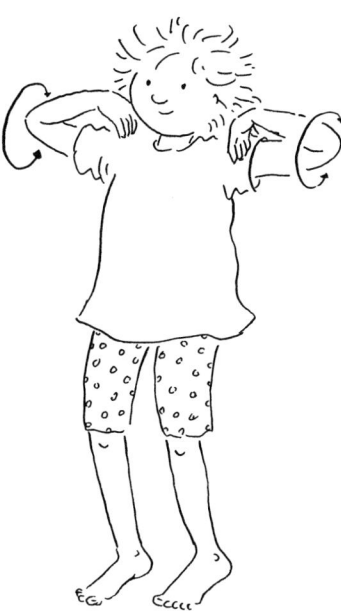

Vulkan

Stehe aufrecht.
Lege die Handflächen vor der Brust aneinander.
Drücke die Handflächen fest aneinander.
Strecke langsam die Arme über den Kopf.
Halte den Druck der Handflächen.
Sind die Arme gestreckt, springe in die Grätsche.
Senke dabei die Arme im Kreis,
du kannst laut zischen.
Lege die Hände wieder vor der Brust aneinander.
Wiederhole die Übung einige Male.

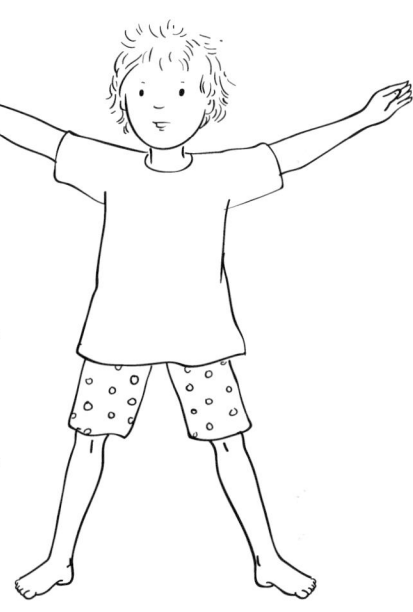

Zwerg

Gehe in die Hocke.
Lege die Handflächen vor der Brust aneinander.
Richte den Rücken auf.

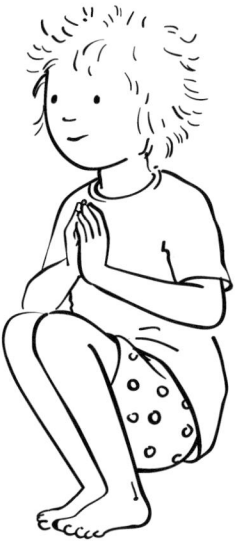

Kapitel 1:
Anfangsrituale zur Körperwahrnehmung

In den ersten Klassen beginnt der Tag häufig mit dem Morgenkreis. Im Morgenkreis besprechen die Kinder den Tagesablauf, erzählen ihre Erlebnisse und stimmen sich auf den Schultag ein. Durch gezielte Körperübungen können Sie die Kinder gut auf den Unterricht vorbereiten. So sind einige Schüler noch müde und werden durch Bewegungslieder und Sprechverse munter. Auch die Zähl- und Bewegungsverse vor einer mathematischen Unterrichtseinheit wirken sich positiv auf die Lernbereitschaft aus.

Die Koordinierung von Gesang oder Sprache mit Bewegungsabläufen fördert einerseits die Sprachkompetenz, andererseits beeinflusst sie die körperliche wie geistige Entwicklung der Kinder positiv.

Neben freier Bewegung sind für eine gesunde Entwicklung gezielt eingesetzte koordinierende und entspannende Übungen wichtig.

Zurück aus der großen Pause benötigen die Kinder in der Klasse Übungen, die sie zur Ruhe führen. Körperwahrnehmungsübungen zeigen sich dafür als sehr geeignet.
Die hier vorgeschlagenen Lieder können Sie mit bekannten oder selbst erfundenen Melodien singen.

Anwendungsbereiche:
- Guten-Morgen-Yoga zum Schulbeginn
- bei nachlassender Konzentration
- zur Beruhigung aufgewühlter Kinder
- zur Schaffung günstiger Lernvoraussetzungen

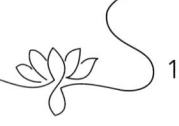

1. Kapitel: Anfangsrituale zur Körperwahrnehmung

Erde der Körper

Übung 1

(Yoga-)Übungen:
koordinierende Bewegungen zum Lied

Ausführung:
Die Kinder singen das Lied einige Male mit den entsprechenden Bewegungen. Das Lied können sie auch als Kanon singen.

Das sagen Sie:
*Erde der Körper
und Wasser das Blut,
Luft der Atem
und Feuer die Seele.*

 Kopiervorlage siehe Seite 37

Am Morgen steh ich fröhlich auf

Übung 2

(Yoga-)Übungen:
Sonne, Mond, Halbmond, Stern, Vogel, Blume, Baum, Streck- und Beugeübungen

Ausführung:
Sprechen Sie zur Einführung den Text Zeile für Zeile vor. Zeigen Sie dabei auch die entsprechenden Bewegungen. Die Kinder sprechen nach und bewegen sich dazu. Ist der Text vertraut, kann er von einem Kind vorgesprochen werden.

Das sagen Sie:
*Am Morgen steh ich fröhlich auf.
Ich öffne das Fenster und schaue hinaus.
Streck mich zum Himmel. Beug mich zur Erde.
Grüße die Sonne, den Mond, den Halbmond
und die Sterne. Grüße die Vögel hoch in der
Luft, atme den süßen Blumenduft. Grüße den
Baum, der ist so stark, und ich freue mich auf
diesen Tag.*

 Kopiervorlagen siehe Seite 38–40

Auf der Wiese

(Yoga-)Übungen:
Sonne, Blume, Frosch, Baum

Ältere Kinder reihen die Übungen nach leiser Musik aneinander:
- Sonne mit drei Armkreisen,
- Blume,
- Frosch, der sich dreimal streckt und in die Hocke geht, und
- Baum, erst auf dem linken, dann auf dem rechten Standbein

Ausführung:
Bieten Sie dieses Lied als Sprechvers an. Dazu passend führen die Kinder jeweils die entsprechenden Bewegungen aus. Erweitern Sie das Lied beliebig mit weiteren Übungen.

Das sagen Sie:
Ich gehe auf die Wiese im hellen Sonnenschein. Da blühen bunte Blumen, und das muss heut so sein. Hallo, ihr bunten Blumen im hellen Sonnenschein! Ich freu mich, dass ihr da seid, so bin ich nicht allein. Ich gehe auf die Wiese im hellen Sonnenschein. Da hüpfen grüne Frösche, und das muss heut so sein. Hallo, ihr grünen Frösche im hellen Sonnenschein! Ich freu mich, dass ihr da seid, so bin ich nicht allein. Ich gehe auf die Wiese im hellen Sonnenschein. Da stehen stille Bäume, und das muss heut so sein. Hallo, ihr stillen Bäume im hellen Sonnenschein! Ich freu mich, dass ihr da seid, so bin ich nicht allein.

 Kopiervorlagen siehe Seite 41–43

1. Kapitel: Anfangsrituale zur Körperwahrnehmung

Guten Morgen

(Yoga-)Übungen:
Sonne, Blume, Baum, Streck- und Beugeübungen

Ausführung:
Das Lied „Guten Morgen" können Sie als Sprechvers anbieten oder angelehnt an die Melodie „Im Märzen der Bauer" singen. Dazu passend führen die Kinder jeweils die entsprechenden Bewegungen aus.

Das sagen Sie:
Guten Morgen, liebe Erde, du gibst mir Kraft und Mut. Guten Morgen, liebe Sonne, deine Wärme tut mir gut. Guten Morgen, lieber Baum, du gibst mir frische Luft. Guten Morgen, liebe Blumen, ich liebe euren Duft. Guten Morgen, liebe Kinder, ich freu mich euch zu sehen. Lasst uns lernen, lasst uns träumen, unsere Erde ist so schön.

 Kopiervorlagen siehe Seite 44/45

Arme hoch – Mund zu! Übung 3

Ausführung:
Wenn Kinder sehr unruhig sind, können sie durch die Konzentration auf ihren Körper wieder zur Ruhe geführt werden.
Folgendes könnten Sie den Kindern sagen:
Setzt euch gerade hin, streckt die Arme hoch, legt die Hände auf den Kopf, auf die Schultern, auf die Knie …
Anschließend können sie mit dem Vers wieder gut auf das Lernen eingestimmt werden.

Das sagen Sie:
*Ich bin jetzt still, ich bin jetzt still,
weil ich etwas lernen will.
Strecke meine Arme aus,
streichle meinen kleinen Bauch,
zieh die Ohren etwas lang,
und fange jetzt zu lernen an.*

 Kopiervorlage siehe Seite 46

Energiepumpe Übung 4

Ausführung:
Die Kinder stehen an ihrem Platz im Klassenraum und führen die Bewegungsanweisungen aus.

Das sagen Sie:
Stehe aufrecht. Stelle den rechten Fuß vor, den linken Fuß einen Schritt zurück. Strecke die Arme nach oben, spreize die Finger. Stelle dich gleichzeitig auf die Zehen des linken Fußes. Bilde Fäuste, und beuge die Ellenbogen. Senke die linke Ferse wieder zum Boden. Wiederhole die „Pumpe" einige Male. Wechsele die Beine, der linke Fuß ist vorn und der rechte hinten. Mache die Übung so lange, bis du dich nicht mehr müde und schlapp fühlst.

Variation:
*Probiere aus, welche der beiden Übungen für dich leichter geht. Stehe aufrecht. Stelle den rechten Fuß vor, den linken Fuß einen Schritt zurück. Strecke die Arme nach oben, spreize die Finger. Drücken den linken Fuß fest an den Boden. Bilde Fäuste, und beuge die Ellbogen. Dabei stelle dich auf die Zehen des linken Fußes. Wiederhole das „Pumpen" einige Male.
Wechsele die Beine, der linke Fuß ist vorn und der rechte hinten.
Mache die Übung so lange, bis du dich nicht mehr müde und schlapp fühlst.*

1. Kapitel: Anfangsrituale zur Körperwahrnehmung

Frisch, gesund und stark

(Yoga-)Übungen:
Sonne, Baum, Blume, Streck- und Beugeübungen

Ältere Kinder reihen die Übungen ohne Lied aneinander.

Ausführung:
Sprechen Sie zur Einführung den Text Zeile für Zeile vor. Zeigen Sie dabei auch die entsprechenden Bewegungen. Die Kinder sprechen nach und bewegen sich dazu.

Das sagen Sie:
*Ich beug mich zur Erde, die mich trägt.
Die Sonne bewirkt, dass alles lebt.
Die Bäume geben frische Luft.
Ich mag den süßen Blumenduft.
Ich freue mich auf diesen Tag.
Fühl mich jetzt frisch, gesund und stark.*

 Kopiervorlagen siehe Seite 47/48

Bewegen und Zählen

Ausführung:
Die Kinder stehen oder sitzen im Kreis oder stehen an ihrem Platz im Klassenraum und führen die Anweisungen aus.

Das sagen Sie:
Stehe aufrecht. Zähle langsam bis 10, und hebe dabei die Arme, strecke sie nach oben in die Senkrechte. Zähle bis 5, und senke die Arme auf Schulterhöhe. Zähle noch einmal bis 5, und senke die Arme.

Variation 1:
*Zähle bis 10, hebe dabei die Arme und gehe in den Zehenstand.
Zähle bis 5 und senke die Füße zum Boden.
Zähle weiter bis 5 und senke die Arme.*

Variation 2:
*Zähle bis 10, und hebe die Arme.
Zähle bis 5, und senke einen Arm.
Zähle bis 5, und senke den anderen Arm.*

Weitere Variationen:
*Zähle bis 10, und hebe die Arme.
Zähle bis 5, senke die Arme auf Schulterhöhe.
Zähle bis 5, drehe den Kopf nach rechts.
Zähle bis 5, drehe den Kopf zur Mitte.
Zähle bis 5, drehe den Kopf nach links.
Zähle bis 5, drehe den Kopf zur Mitte.
Zähle bis 5, senke die Arme.*

Bewegen mit Zählen auf dem Stuhl

Ausführung:
Die Kinder sitzen auf ihrem Stuhl und führen die Bewegungsanweisungen aus.

Das sagen Sie:
*Sitze aufrecht auf deinem Stuhl, strecke die Arme nach oben, spreize die Finger, und zähle bis 5. Schaue dabei nach oben. Senke die Arme, und mache die Übung Fisch auf dem Stuhl (vgl. S. 19), schiebe die Hände unter deinen Po, die Finger weisen nach vorn. Dehne den Brustkorb nach vorn und oben, die Wirbelsäule geht dabei in eine Hohlstellung wie bei der Katzenbewegung (vgl. S. 23). Wenn die Katze „Miau" tönt, wird der Kopf nach oben und hinten gedehnt. Zähle bis 5.
Senke den Kopf, schaue zu deinem Bauch, und wölbe die Wirbelsäule nach hinten, wie bei der Katze, wenn sie „Mio" tönt. Lege dabei deine Unterarme auf die Oberschenkel und die Hände auf die Knie. Zähle bis 5. Wiederhole die Übung drei- bis fünfmal.*

1. Kapitel: Anfangsrituale zur Körperwahrnehmung

Erde der Körper (S. 34)

Text	Bewegungen
Erde der Körper	Stehe aufrecht, und beuge dich mit gestreckten Beinen vor, bis deine Hände am Boden sind.
und Wasser das Blut,	Richte dich wieder auf, und male Wellen mit deinen Händen in Form einer liegenden Acht.
Luft der Atem	Lege deine Hände vor den Mund, sodass sich die Daumen und kleinen Finger berühren. Die anderen Finger gehen leicht auseinander. Strecke nun die Arme nach oben, so als würdest du deinen Atem nach oben bringen.
und Feuer die Seele.	Klatsche in die Hände, strecke die Arme nach oben, und führe sie über die Seiten wieder nach unten.

1. Kapitel: Anfangsrituale zur Körperwahrnehmung

Am Morgen steh ich fröhlich auf (S. 34)

Text	Bewegungen
Am Morgen steh ich fröhlich auf.	Richte dich aus der Hocke auf, strecke die Arme nach oben, und senke sie wieder über die Seiten.
Ich öffne das Fenster und schaue hinaus.	Breite die Arme seitlich aus, und schaue nach links und rechts.
Streck mich zum Himmel.	Strecke die Arme nach oben.
Beug mich zur Erde.	Beuge dich mit gestreckten Beinen vor, und lege die Hände auf den Boden.

1. Kapitel: Anfangsrituale zur Körperwahrnehmung

Am Morgen steh ich fröhlich auf

(2/3)

Text		Bewegungen
Grüße die Sonne,		Gehe in die Stellung Sonne. Grätsche im aufrechten Stand die Beine, und hebe die Arme seitlich nach oben. Spreize die Finger, und hebe das Brustbein.
den Mond,		Hebe die Arme, und lege über dem Kopf die Mittelfingerkuppen aneinander, dehne die Ellbogen nach außen.
den Halbmond		Beuge den Oberkörper nach links und rechts, und forme dabei mit den Armen den Halbmond.
und die Sterne.		Dehne den rechten Arm nach oben und den linken Arm nach unten, dann den linken Arm nach oben und den rechten Arm nach unten. Drehe dabei den Oberkörper nach links und rechts, und bewege die Finger.

1. Kapitel: Anfangsrituale zur Körperwahrnehmung

Am Morgen steh ich fröhlich auf

(3/3)

Text	Bewegungen
Grüße die Vögel hoch in der Luft,	Breite im Stehen die Arme seitlich auf Schulterhöhe aus. Stelle dich dabei auf die Zehenspitzen. Bringe dann die Fußsohlen wieder zum Boden, und führe gleichzeitig die Arme auf Schulterhöhe nach vorn. Lege die Handflächen aneinander. Wechsle die Bewegungen einige Male ab. Töne dazu „A" und „O".
atme den süßen Blumenduft.	Forme eine Blume mit den Händen. Stelle dir vor, den Duft einzuatmen: Stehe oder sitze dabei aufrecht. Lege deine Handflächen vor der Brust aneinander. Dehne die Ellbogen zu den Seiten. Löse die Finger voneinander, spreize sie, und dehne sie nach außen. Daumen und kleine Finger behalten Kontakt.
Grüße den Baum, der ist so stark,	Richte im Stehen die Augen auf einen Punkt. Verlagere das Gewicht des Körpers auf den linken Fuß. Stelle den rechten Fuß an die Innenseite des linken Beines. Dehne das Knie nach außen. Hebe die Arme, und lege die Handflächen über dem Kopf aneinander. Mache die gleiche Übung auf dem anderen Bein.
und ich freue mich auf diesen Tag.	Beschreibe mit den Armen einen Kreis, und klatsche zum Schluss in die Hände.

© Petra Proßowsky

Auf der Wiese (S. 34)

Text	Bewegungen
Ich gehe auf die Wiese im hellen Sonnenschein.	Laufe auf der Stelle, und führe dann die Stellung der Sonne aus. Grätsche im aufrechten Stand die Beine, und hebe die Arme in der V-Stellung nach oben. Spreize die Finger, und hebe das Brustbein.
Da blühen bunte Blumen, und das muss heut so sein.	Forme mit den Händen eine Blume. Stehe aufrecht. Lege deine Handflächen vor der Brust aneinander. Dehne die Ellbogen zu den Seiten. Löse die Finger voneinander, spreize sie, und dehne sie nach außen. Daumen und kleine Finger behalten Kontakt.
Hallo, ihr bunten Blumen im hellen Sonnenschein!	Strecke die Arme nach oben, und winke, forme eine Blume, und gehe in die Stellung der Sonne.
Ich freu mich, dass ihr da seid, so bin ich nicht allein.	Senke die Arme, und forme noch einmal eine Blume.

1. Kapitel: Anfangsrituale zur Körperwahrnehmung

Auf der Wiese

(2/3)

Text	Bewegungen
Ich gehe auf die Wiese im hellen Sonnenschein.	Laufe auf der Stelle, und führe dann die Stellung der Sonne aus.
Da hüpfen grüne Frösche, und das muss heut so sein.	Strecke dich wie ein Frosch. Dehne in der Hocke die Knie nach außen. Lege die Hände vor der Brust aneinander. Dehne die Ellbogen nach außen. Richte den Rücken auf. Strecke die Beine. Strecke die Arme, bis sie über dem Kopf sind. Beuge Ellbogen und Knie wieder, und komme in die Hocke. Senke die Hände vor die Brust.
Hallo, ihr grünen Frösche im hellen Sonnenschein!	Strecke die Arme nach oben, und winke, strecke dich noch einmal wie ein Frosch, und gehe in die Stellung der Sonne.
Ich freu mich, dass ihr da seid, so bin ich nicht allein.	Senke die Arme, und führe noch einmal die Übung des Frosches aus.

1. Kapitel: Anfangsrituale zur Körperwahrnehmung

Auf der Wiese

(3/3)

Text	Bewegungen
Ich gehe auf die Wiese im hellen Sonnenschein.	Laufe auf der Stelle, und führe dann die Stellung der Sonne aus.
Da stehen stille Bäume, und das muss heut so sein.	Richte im Stehen die Augen auf einen Punkt. Verlagere das Gewicht des Körpers auf den linken Fuß. Stelle den rechten Fuß an die Innenseite des linken Beines. Dehne das Knie nach außen. Hebe die Arme, lege die Handflächen über dem Kopf aneinander. Mache alles mit dem anderen Bein.
Hallo, ihr stillen Bäume im hellen Sonnenschein!	Strecke die Arme nach oben, und winke, und stelle dich wieder in die Position des Baumes.
Ich freu mich, dass ihr da seid, so bin ich nicht allein.	Senke die Arme, und führe noch einmal die Übung des Baumes aus.

© Petra Proßowsky

1. Kapitel: Anfangsrituale zur Körperwahrnehmung

Guten Morgen (S. 35)

(1/2)

Text	Bewegungen
Guten Morgen, liebe Erde, du gibst mir Kraft und Mut. 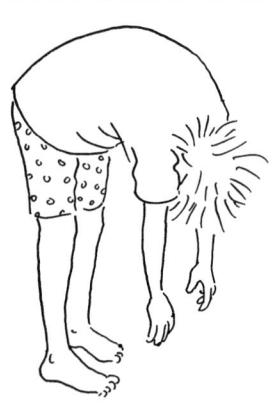	Stehe aufrecht, beuge dich dann möglichst mit gestreckten Beinen vor, und berühre den Boden mit deinen Händen. Richte dich wieder auf, breite die Arme seitlich auf Schulterhöhe aus, beuge sie, und lege die Hände auf die Schultern.
Guten Morgen, liebe Sonne, deine Wärme tut mir gut. 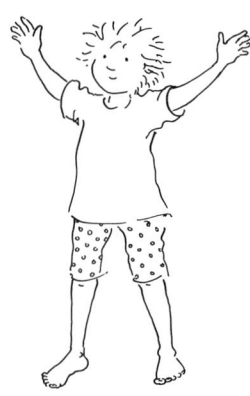	Richte dich wieder auf, und gehe in die Stellung der Sonne. Grätsche im aufrechten Stand die Beine, und hebe die Arme in V-Stellung. Spreize die Finger, und hebe das Brustbein.
Guten Morgen, lieber Baum, du gibst mir frische Luft. 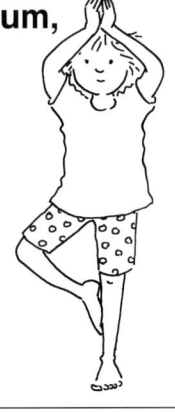	Richte im Stehen die Augen auf einen Punkt. Verlagere das Gewicht des Körpers auf den linken Fuß. Stelle den rechten Fuß an die Innenseite des linken Beines. Dehne das Knie nach außen. Hebe die Arme, und lege die Handflächen über dem Kopf aneinander. Mache die gleiche Übung auf dem anderen Bein.
Guten Morgen, liebe Blumen, ich liebe euren Duft. 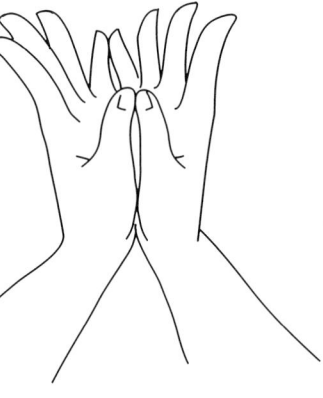	Forme eine Blume mit den Händen. Stelle dir vor, den Duft einzuatmen: Stehe oder sitze dabei aufrecht. Lege deine Handflächen vor der Brust aneinander. Dehne die Ellbogen zu den Seiten. Löse die Finger voneinander, spreize sie, und dehne sie nach außen. Daumen und kleine Finger behalten Kontakt.

1. Kapitel: Anfangsrituale zur Körperwahrnehmung

Guten Morgen

(2/2)

Text	Bewegungen
Guten Morgen, liebe Kinder, ich freu mich euch zu sehen.	Alle Kinder fassen sich an die Hände.
Lasst uns lernen, lasst uns träumen, unsere Erde ist so schön.	Alle Kinder gehen einmal in Kreis herum und beschreiben zum Schluss mit den Armen einen Kreis.

© Petra Proßowsky

1. Kapitel: Anfangsrituale zur Körperwahrnehmung

Arme hoch – Mund zu! (S. 35)

Text	Bewegungen
Ich bin jetzt still, ich bin jetzt still,	Lege den Zeigefinger an den Mund.
weil ich etwas lernen will.	Beschreibe einen Armkreis.
Strecke meine Arme aus,	Strecke die Arme nach oben.
streichle meinen kleinen Bauch,	Streichle deinen Bauch.
zieh die Ohren etwas lang,	Ziehe sanft an den Ohrläppchen.
und fange jetzt zu lernen an.	Beschreibe einen Armkreis, und klatsche in die Hände. Kannst du noch nicht ruhig sein, mache den Baum zuerst auf dem linken, dann auf dem rechten Standbein.

© Petra Proßowsky

1. Kapitel: Anfangsrituale zur Körperwahrnehmung

Frisch, gesund und stark (S. 36)

(1/2)

Text	Bewegungen
Ich beug mich zur Erde, die mich trägt.	Stelle dich aufrecht hin, beuge dich mit gestreckten Beinen vor, und bringe die Hände zum Boden.
Die Sonne bewirkt, dass alles lebt.	Grätsche im aufrechten Stand die Beine, und hebe die Arme in die V-Stellung. Spreize die Finger, und hebe das Brustbein. Beschreibe mit den Armen drei Kreise. Breite nach dem dritten Armkreis die Arme auf Schulterhöhe aus, und stelle die Füße nebeneinander.
Die Bäume geben frische Luft.	Richte im Stehen die Augen auf einen Punkt. Verlagere das Gewicht des Körpers auf den linken Fuß. Stelle den rechten Fuß an die Innenseite des linken Beines. Dehne das Knie nach außen. Hebe die Arme, und lege die Handflächen über dem Kopf aneinander. Mache alles auch mit dem anderen Bein.
Ich mag den süßen Blumenduft.	Stehe wieder auf beiden Füßen, und forme mit den Händen eine Blume. Atme tief und lautlos ein und aus. Lege deine Handflächen vor der Brust aneinander. Dehne die Ellbogen zu den Seiten. Löse die Finger voneinander, spreize sie, und dehne sie nach außen. Daumen und kleine Finger behalten Kontakt.

1. Kapitel: Anfangsrituale zur Körperwahrnehmung

Frisch, gesund und stark

(2/2)

Text	Bewegungen
Ich freue mich auf diesen Tag.	Stehe aufrecht in der Grußhaltung, die Handflächen liegen vor der Brust aneinander.
Fühl mich jetzt frisch, gesund und stark.	Beschreibe einen großen Kreis mit den Armen, und klatsche am Schluss in die Hände. Fühlst du dich noch nicht so richtig gesund, frisch und stark, wiederhole die Übung noch einige Male. Stelle dir dabei die Erde, die Sonne, die Bäume und die Blumen vor.

© Petra Proßowsky

Kapitel 2:
Sprechverse zur Förderung von Konzentration und Selbstbewusstsein

Ausreichende Bewegung stärkt und kräftigt den Körper, hält ihn gesund und vermittelt ein gutes Körpergefühl. All dies sind elementare Voraussetzungen zur Stärkung von Selbstvertrauen und Selbstbewusstsein. Die vorliegenden Sprechverse sind für unterschiedliche Situationen entworfen. Kinder, die unter aggressiven Verspannungen, Schulängsten, Ruhelosigkeit sowie mangelndem Selbstwertgefühl leiden, können durch diese Bewegungsverse und Affirmationssätze motiviert und stabilisiert werden. Die Übungen können Sie im Klassenverband oder auch in Einzelarbeit ausführen.

Anwendungsbereiche:
- zwischen anstrengenden Unterrichtsphasen
- zum Mutmachen
- zum Abbauen von Stress und Wut
- zum Ruhigwerden nach den Pausen
- zur Lösung von Konflikten
- als Bewegungsausgleich zum langen Sitzen
- zur Sprachförderung

Affirmationen:
Affirmationen sind positive Leitsätze, die sich durch wiederholtes Sprechen im Unterbewusstsein manifestieren und das Verhalten beeinflussen. Diesen Effekt können Sie sinnvoll nutzen, damit die Kinder selbstbewusst werden, Ängste überwinden und Lernbereitschaft wachrufen. Auch auf die sozialen Kompetenzen und ein positives Selbstwertgefühl können entsprechende Affirmationen unterstützend wirken. Sie können die Motivation sein, störende Verhaltensweisen zu ändern. In den hier vorgeschlagenen Beispielen werden die Leitsätze mit Bewegungen begleitet.

2. Kapitel: Sprechverse zur Förderung von Konzentration und Selbstbewusstsein

Manchmal find ich keine Ruh

(Yoga-)Übungen:
Baum, Vogel, Sonne, Schüttel- und Streichelübungen

Ausführung:
Die Kinder sitzen im Stuhlkreis oder am Tisch. Sie sprechen oder ein Kind spricht den Text Zeile für Zeile vor und macht die Bewegungen dazu. Alle sprechen nach und bewegen sich entsprechend. Dann setzen sich die Kinder an den Tisch und legen ihren Kopf auf die Arme. Wenn möglich, liegen sie dabei auf Matten oder Decken. Ein Kind oder zwei Kinder gehen mit bunten Chiffontüchern herum und streicheln die anderen Kinder. Anschließend geben sie leise das Tuch einem anderen Kind, setzen sich still auf ihren Platz und lassen sich streicheln.

Das sagen Sie:
*Manchmal find ich keine Ruh.
Mein Körper zappelt immerzu.
Auch im Kopf, da ist was los.
Und im Hals, da sitzt ein Kloß.
Könnt ich doch stillstehen wie ein Baum
und einfach in die Weite schauen.
Würde gern wie ein Vogel fliegen
und in der warmen Sonne liegen.
Ich stell mir vor, ich lieg im Gras,
es ist so still, doch was ist das?
Ein schöner bunter Schmetterling
streichelt mich im sanften Wind.*

 Kopiervorlagen siehe Seite 55–57

Stark wie ein Tiger

(Yoga-)Übungen:
Tiger, Berg, Baum

Ausführung:
Sie sprechen oder ein Kind spricht den Vers Zeile für Zeile vor. Sie bewegen oder es bewegt sich entsprechend. Die anderen Kinder sprechen nach und führen dazu die Bewegungen aus.

Das sagen Sie:
Ich bin stark wie ein Tiger, und ich streck mich immer wieder. Steh wie ein Berg ganz fest und still, weil ich mich konzentrieren will. Steh wie ein Baum im Gleichgewicht, zähl bis 10, und beweg mich nicht. 1, 2, 3, 4, 5, 6, 7, 8, 9, 10. Steh wie ein Baum im Gleichgewicht, zähl bis 10, und beweg mich nicht. 1, 2, 3, 4, 5, 6, 7, 8, 9, 10.

 Kopiervorlagen siehe Seite 58/59

Ich fühl mich stark, ich fühl mich fit

(Yoga-)Übungen:
Berg, Baum, Zwerg, Schüttel-, Beuge- und Streckbewegungen

Ausführung:
Sie sprechen oder ein Kind spricht den Text Zeile für Zeile vor. Sie machen oder es macht die Bewegungen dazu. Die anderen Kinder sprechen nach und führen dazu die Bewegungen aus.

Das sagen Sie:
Ich fühl mich stark, ich fühl mich fit. Willst du das auch, dann mach jetzt mit. Schüttle deine Beine aus, wackle mit dem kleinen Bauch. Heb die Arme, lass sie runter, ja, das macht dich frisch und munter. Steh ganz still so wie ein Berg, ja, das kann doch jeder Zwerg. Stehe wie ein Baum ganz fest, stell dir vor, du hältst ein Nest. Sammle Kraft, und sammle Mut, denn Kraft und Mut, die tun dir gut.

 Kopiervorlagen siehe Seite 60–62

2. Kapitel: Sprechverse zur Förderung von Konzentration und Selbstbewusstsein

Ich fühl mich wie ein Held

(Yoga-)Übungen:
Katze, Tiger, Hund, Held, Sonne

Ausführung:
Sie sprechen oder ein Kind spricht den Text Zeile für Zeile vor. Sie machen oder es macht die Bewegungen dazu. Die anderen Kinder sprechen nach und führen dazu die Bewegungen aus.

Ältere Kinder können auch eigene Übungsreihen finden, die sie stark und fit machen. Sie können Musikstücke dazu aussuchen und die Übungen nach der Musik aneinanderreihen.

Beispiel:
Reihe folgende Übungen aneinander:
- Energiepumpe 10-mal zu jeder Seite,
- Sonne mit 10 Sonnenkreisen,
- Held

Zähle in jeder Stellung bis 10. Ist das zu anstrengend, zähle bis 5, und steigere dich.

Das sagen Sie:
Ich strecke mich, so wie ein Hund.
Die Katze ist mal hohl, mal rund.
Der Ti, Ta, Tiger, streckt sich immer wieder.
Der Tiger streckt sich, macht sich rund, und sein Rücken bleibt gesund.
Nun scheint die Sonne auf die Welt,
und ich fühl mich wie ein Held.

 Kopiervorlagen siehe Seite 63/64

Kraft und Konzentration

(Yoga-)Übungen, die Kraft geben:
Held, Hund, Boot, Brett

(Yoga-)Übungen zur Förderung der Konzentration:
Katze, Baum, Tiger

Achtung: Wer nicht in die Stellung des Brettes oder in die Hocke springen kann, setzt die Füße nacheinander nach hinten und entsprechend nach vorn, um in die Stellungen zu kommen.

Ausführung:
Die Kinder lernen den Text durch Vor- und Nachsprechen und bewegen sich entsprechend dazu. Die ganze Übung wiederholen sie einige Male.

Das sagen Sie:
Ich streck mich zum Himmel,
beug mich zur Erde,
bin stark wie ein Brett.
Ich streck mich wie ein Hund,
bin wie die Katze, mal hohl und mal rund,
bin noch mal der Hund.
Ich spring in die Hocke.
Ich streck mich zum Himmel.

 Kopiervorlagen siehe Seite 65/66

Ich bin heut fit

Übung 1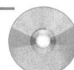

(Yoga-)Übungen:
Bewegungen zum Text koordinieren

Das sagen Sie:
Ich – bin – heut – fit – und – mach – gut – mit!

 Kopiervorlagen siehe Seite 67/68

2. Kapitel: Sprechverse zur Förderung von Konzentration und Selbstbewusstsein

Ich bin stark, und ich bin gut

(Yoga-)Übungen:
Bewegungen zum Text koordinieren

Ausführung:
Die Kinder lernen den Text durch Vor- und Nachsprechen und bewegen sich dazu.

Das sagen Sie:
Ich – bin – stark, – und – ich – bin – gut!

 Kopiervorlage siehe Seite 69

Sonnenlicht sammeln

(Yoga-)Übungen:
Sonne, Bewegungen zum Text koordinieren

Ausführung:
Die Kinder lernen den Text durch Vor- und Nachsprechen und bewegen sich dazu.

Das sagen Sie:
Ich – sammle – helles – Sonnenlicht, – denn – traurig sein, – das – lohnt – sich nicht!

 Kopiervorlagen siehe Seite 70/71

Ich schaffe das

(Yoga-)Übungen:
Übungen zur Bewegungskoordination

Ausführung:
Die Kinder lernen den Text durch Vor- und Nachsprechen und bewegen sich dazu.

Das sagen Sie:
Ich – fühl – mich – stark – und – schaffe – das.
Ich – fühl – mich – stark – und – schaffe – das!

 Kopiervorlagen siehe Seite 72–74

Mutspruch – Hab einfach keine Angst

Übung 2a

(Yoga-)Übungen:
Koordinationsübungen in den Positionen Baum und Held

Ausführung:
Die Kinder lernen den Vers durch Vor- und Nachsprechen der einzelnen Zeilen. Dazu führen sie die entsprechenden Bewegungen aus. Der Sprechvers wird einige Male wiederholt.

Das sagen Sie:
Hab einfach keine Angst, wenn du was nicht kannst. Wie wärs mit etwas Mut, mit Mut wird alles gut. Mut, was ist Mut? Still wie ein Baum stehen, dabei auf einen Punkt sehen. Stark sein wie ein Held, und dir gehört die Welt.

Diesen Sprechvers üben auch ältere Kinder noch gern. Als Herausforderung können Sie ihn in zwei Gruppen üben. Die erste Gruppe spricht den Vers und macht die entsprechenden Bewegungen. Die zweite Gruppe begleitet die erste Gruppe mit einem Klatschrhythmus (siehe nächste Übung).

 Kopiervorlagen siehe Seite 75–77

2. Kapitel: Sprechverse zur Förderung von Konzentration und Selbstbewusstsein

Klatschrhythmus „Bum Cha Cha bum klatsch" Übung 2b

Ausführung:
Bei diesem Klatschrhythmus müssen die Kinder Bewegungen und Sprechvers-Elemente genau aufeinander abstimmen.

Text	Bewegung
Bum	*mit dem rechten Fuß stampfen*
Cha Cha	*Hände auf die Schenkel schlagen*
bum	*mit dem linken Fuß stampfen*
klatsch	*in die Hände klatschen*

Mutspruch – Bum Cha Cha … Übung 2c

(Yoga-)Übungen:
Koordinationsübungen in den Positionen Baum und Held

Ausführung:
Die Kinder haben den Vers durch Vor- und Nachsprechen der einzelnen Zeilen und den Klatschrhythmus „Bum Cha Cha bum klatsch" gelernt.
Jetzt kombinieren Sie den Sprechvers mit den Bewegungen des Klatschrhythmus „Bum Cha Cha …".

Das sagen Sie:
Hab einfach keine Angst, wenn du was nicht kannst.
Wie wärs mit etwas Mut, mit Mut wird alles gut.
Mut, was ist Mut? Still wie ein Baum stehen, dabei auf einen Punkt sehen.
Stark sein wie ein Held, und dir gehört die Welt.

Bewegung
➜ *mit dem rechten Fuß stampfen*
➜ *Hände auf die Schenkel schlagen*
➜ *mit dem linken Fuß stampfen*
➜ *in die Hände klatschen*

Ruhig und entspannt

(Yoga-)Übungen:
Übungen zur Bewegungskoordination in der Position Baum

Ausführung:
Die Kinder lernen den Vers durch Vor- und Nachsprechen und bewegen sich dazu.
Der Sprechvers wird einige Male wiederholt und das Standbein gewechselt.

Das sagen Sie:
Ich – bin – ruhig – und – entspannt,
– steh – im – Baum – ganz – elegant!

 Kopiervorlagen siehe Seite 78/79

Bewegung tut gut Übung 3

(Yoga-)Übungen:
Koordinationsübung

Ausführung:
Die Kinder lernen den Text durch Vor- und Nachsprechen und bewegen sich dazu.

Das sagen Sie:
Ich – bin – voller – Kraft – und – Mut. –
Denn – Bewegung – tut – mir – gut.

 Kopiervorlage siehe Seite 80

2. Kapitel: Sprechverse zur Förderung von Konzentration und Selbstbewusstsein

Wutrakete

(Yoga-)Übungen:
Bewegungen zum Text koordinieren

Ausführung:
Die Kinder lernen den Vers durch Vor- und Nachsprechen und machen die entsprechenden Übungen dazu. Sie wiederholen den Vers einige Male, bis sie spüren, dass sie nicht mehr wütend sind.

Das sagen Sie:
*Ich habe große Wut im Bauch.
Die Füße spüren die Wut auch.
Die Fäuste boxen wild herum.
In meinem Kopf fühl ich mich dumm.
Möchte lieber klug und stark sein.
Mit Wut fühl ich mich schwach und klein.
Ich schicke die Wut weit fort ins All.
Sie löst sich auf, auf jeden Fall.
Rakete: 10, 9, 8, 7, 6, 5, 4, 3, 2, 1, 0*

 Kopiervorlagen siehe Seite 81/82

Manchmal hab ich große Wut

(Yoga-)Übungen:
Löwe, Vogel, Gorilla, Vulkan

Ausführung:
Die Kinder lernen den Vers durch Vor- und Nachsprechen und bewegen sich dazu.

Das sagen Sie:
Manchmal hab ich große Wut, und das tut mir gar nicht gut. Es brodelt und rumort in mir. Vielleicht hilft mir dabei ein Tier. Kann ich brüllen wie die Löwen, fliegt die Wut dahin wie Möwen. Brülle ich wie ein Gorilla, werde ich auch schon viel stiller. Ist noch ein Rest von Wut in mir, kommt der Vulkan, ich zeig ihn dir. Will die Wut jetzt noch nicht weichen, können auch Gedanken reichen. Am besten leg ich mich jetzt hin. Da merke ich, dass ich müde bin. Ich stell mir etwas Schönes vor, und gehe durch ein goldenes Tor. So komme ich ins Land der Träume, in viele zauberhafte Räume.

 Kopiervorlagen siehe Seite 83–86

Wut tut mir nicht gut

(Yoga-)Übungen:
Baum, Kamel, Vogel, Bewegungen zum Text koordinieren

Ausführung:
Die Kinder lernen den Vers durch Vor- und Nachsprechen und bewegen sich dazu.

Das sagen Sie:
Wut tut mir nicht gut. Doch in mir kocht das Blut. Ganz plötzlich fällt mir ein, das muss gar nicht so sein. Ich sammle Mut vom starken Baum, das gibt mir Kraft und Selbstvertrauen. Wie ein Kamel im Wüstensand schau ich auf das weite Land. Kann plötzlich wie ein Vogel fliegen, und so lässt sich die Wut besiegen.

 Kopiervorlagen siehe Seite 87–89

2. Kapitel: Sprechverse zur Förderung von Konzentration und Selbstbewusstsein

Manchmal find ich keine Ruh (S. 50)

(1/3)

Text	Bewegungen
Manchmal find ich keine Ruh.	Bewege deine Arme und Beine.
Mein Körper zappelt immerzu.	Schüttle den ganzen Körper.
Auch im Kopf, da ist was los.	Streiche die Stirn aus.
Und im Hals, da sitzt ein Kloß.	Streichele den Hals.

2. Kapitel: Sprechverse zur Förderung von Konzentration und Selbstbewusstsein

Manchmal find ich keine Ruh

(2/3)

Text		Bewegungen
Könnt ich doch stillstehen wie ein Baum		Gehe in die Stellung Baum: Richte im Stand die Augen auf einen Punkt. Verlagere das Gewicht des Körpers auf den linken Fuß. Stelle den rechten Fuß an die Innenseite des linken Beines. Dehne das Knie nach außen. Hebe die Arme, und lege die Handflächen über dem Kopf aneinander.
und einfach in die Weite schauen.		Mache die Baumstellung auf dem anderen Bein.
Würde gern wie ein Vogel fliegen		Führe die Vogelstellung aus: Breite im Stand die Arme seitlich auf Schulterhöhe aus. Stelle dich dabei auf die Zehenspitzen. Bringe dann die Fußsohlen wieder zum Boden, und führe gleichzeitig die Arme auf Schulterhöhe nach vorn. Lege die Handflächen aneinander. Wechsele die Bewegungen einige Male ab. Töne dazu „A" und „O".
und in der warmen Sonne liegen.		Stehe in der Stellung Sonne: Grätsche im Stand die Beine, und hebe die Arme in die V-Stellung nach oben. Spreize die Finger, und hebe das Brustbein.

2. Kapitel: Sprechverse zur Förderung von Konzentration und Selbstbewusstsein

Manchmal find ich keine Ruh

(3/3)

Text	Bewegungen
Ich stell mir vor, ich lieg im Gras,	Setze oder lege dich bequem hin.
es ist so still, doch was ist das?	Schließe die Augen.
Ein schöner bunter Schmetterling	Stelle dir einen schönen bunten Schmetterling vor.
streichelt mich im sanften Wind.	Lasse dich streicheln.

© Petra Proßowsky

2. Kapitel: Sprechverse zur Förderung von Konzentration und Selbstbewusstsein

Stark wie ein Tiger (S. 50)

(1/2)

Text	Bewegungen
Ich bin stark wie ein Tiger,	Mache die Tigerübung: Gehe in den Vierfüßlerstand. Strecke den linken Arm und das rechte Bein in Verlängerung des Rumpfes. Gehe wieder in den Vierfüßlerstand. Strecke den rechten Arm und das linke Bein in Verlängerung des Rumpfes. Wechsele die Übungen einige Male ab.
und ich streck mich immer wieder.	Führe die Übung noch ein paar Mal durch.
Steh wie ein Berg ganz fest und still,	Stehe in der Bergstellung: Stehe aufrecht. Stelle die Füße nebeneinander, und drücke sie fest an den Boden. Dehne den Kopf nach oben. Dehne die Schultern nach hinten unten und außen. Lasse die Arme neben dem Körper hängen, und halte die Finger gestreckt an den Oberschenkeln.
weil ich mich konzentrieren will.	Beschreibe einen Armkreis.

2. Kapitel: Sprechverse zur Förderung von Konzentration und Selbstbewusstsein

Stark wie ein Tiger

(2/2)

Text		Bewegungen
Steh wie ein Baum im Gleichgewicht,		Stehe in der Baumstellung auf dem linken Standbein. Richte im Stand die Augen auf einen Punkt. Verlagere das Gewicht des Körpers auf den linken Fuß. Stelle den rechten Fuß an die Innenseite des linken Beines. Dehne das Knie nach außen. Hebe die Arme, und lege die Handflächen über dem Kopf aneinander.
zähl bis 10, und beweg mich nicht. 1, 2, 3, 4, 5, 6, 7, 8, 9, 10.		Bleibe in der Baumstellung, und zähle bis 10.
Steh wie ein Baum im Gleichgewicht,		Stehe in der Baumstellung auf dem rechten Standbein.
zähl bis 10, und beweg mich nicht. 1, 2, 3, 4, 5, 6, 7, 8, 9, 10.		Bleibe in der Baumstellung, und zähle bis 10.

© Petra Proßowsky

2. Kapitel: Sprechverse zur Förderung von Konzentration und Selbstbewusstsein

Ich fühl mich stark, ich fühl mich fit (S. 50)

(1/3)

Text	Bewegungen
Ich fühl mich stark, ich fühl mich fit.	Strecke abwechselnd die Arme nach oben, und beuge sie ein. Sind die Arme nach oben gestreckt, spreize die Finger. Sind die Arme gebeugt, bilde mit den Händen Fäuste.
Willst du das auch, dann mach jetzt mit.	Führe die Übung wie oben aus.
Schüttle deine Beine aus,	Lege die Hände in die Hüften, und schüttele abwechselnd die Beine aus.
wackle mit dem kleinen Bauch.	Beschreibe Kreise mit deinem Bauch.

Ich fühl mich stark, ich fühl mich fit

(2/3)

Text	Bewegungen
Heb die Arme, lass sie runter,	Strecke die Arme nach oben, und senke sie wieder.
ja, das macht dich frisch und munter.	Führe die Übung wie oben aus.
Steh ganz still so wie ein Berg,	Gehe in die Bergstellung: Stehe aufrecht. Stelle die Füße nebeneinander, und drücke sie fest an den Boden. Dehne den Kopf nach oben. Dehne die Schultern nach hinten unten und außen. Lasse die Arme neben dem Körper hängen, und halte die Finger gestreckt an den Oberschenkeln.
ja, das kann doch jeder Zwerg.	Gehe in die Position Zwerg: Gehe in die Hocke. Lege die Handflächen vor der Brust aneinander. Richte den Rücken auf.

2. Kapitel: Sprechverse zur Förderung von Konzentration und Selbstbewusstsein

Ich fühl mich stark, ich fühl mich fit

(3/3)

Text	Bewegungen
Stehe wie ein Baum ganz fest,	Gehe in die Baumstellung: Richte im Stand die Augen auf einen Punkt. Verlagere das Gewicht des Körpers auf den linken Fuß. Stelle den rechten Fuß an die Innenseite des linken Beines. Dehne das Knie nach außen. Hebe die Arme und lege die Handflächen über dem Kopf aneinander. Mache die gleiche Übung auf dem anderen Bein.
stell dir vor, du hältst ein Nest.	Strecke die Arme auf Schulterhöhe nach vorn, lege die Fingerspitzen aneinander. Dehne die Ellbogen etwas nach außen, sodass die Arme einen Kreis bilden.
Sammle Kraft, und sammle Mut,	Breite die Arme auf Schulterhöhe zu den Seiten aus. Beuge die Ellbogen, lege dabei die Finger an die Schultern. Wiederhole die Bewegung einige Male.
denn Kraft und Mut, die tun dir gut.	Lege die rechte Hand auf die linke Schulter und die linke Hand auf die rechte Schulter.

© Petra Proßowsky

2. Kapitel: Sprechverse zur Förderung von Konzentration und Selbstbewusstsein

Ich fühl mich wie ein Held (S. 51)

Text	Bewegungen
Ich strecke mich so wie ein Hund. 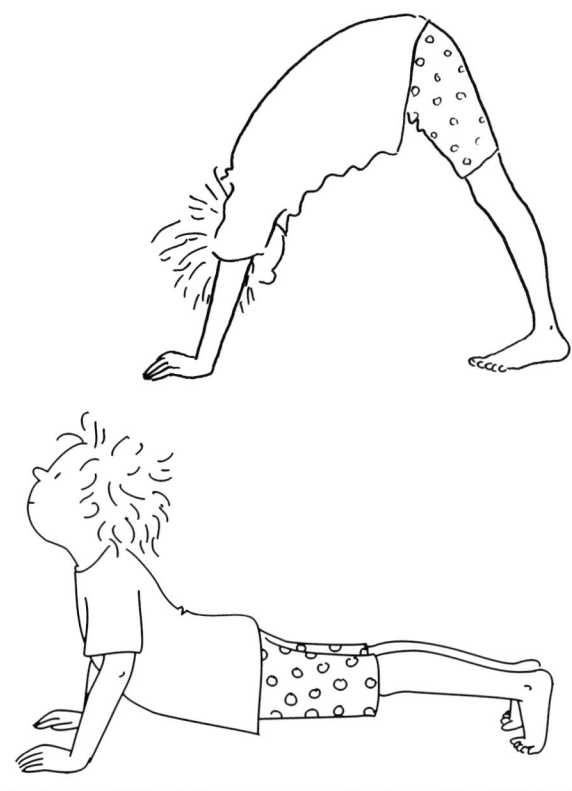	Gehe in die Stellung des Hundes, der nach unten schaut: Drücke im Vierfüßlerstand die Hände fest auf den Boden. Stelle die Zehen auf, und drücke den Po nach hinten und oben. Strecke die Beine, so gut wie es geht. Halte die Wirbelsäule gerade, und schaue zum Bauchnabel. Dann gehe in die Stellung des Hundes, der nach oben schaut: Stelle dich in der Haltung des gestreckten Hundes, der nach unten schaut, auf die Zehengrundgelenke. Bringe den Körper in die Haltung des Brettes. Bewege die Brustwirbelsäule in eine Rückbeuge. Hebe dabei den Blick. Halte die Beine gestreckt über dem Boden. Wechsele die Übungen einige Male ab.
Die Katze ist mal hohl, mal rund. 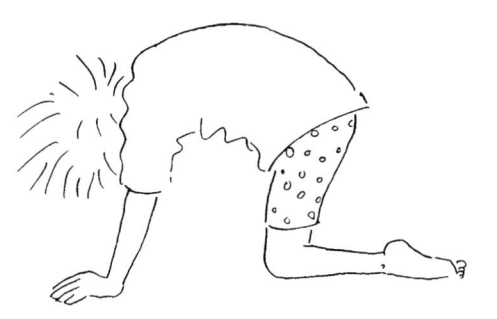	Bewege im Vierfüßlerstand die Wirbelsäule abwechselnd in eine Hohlstellung und eine Rundung. Töne dabei „Miau" und „Mio". Richte bei „Miau" den Blick nach oben. Wölbe bei „Mio" die Wirbelsäule nach oben, und richte den Blick nach unten zum Bauchnabel. Rolle den unteren Teil der Wirbelsäule nach innen.
Der Ti – Ta – Tiger, streckt sich immer wieder. 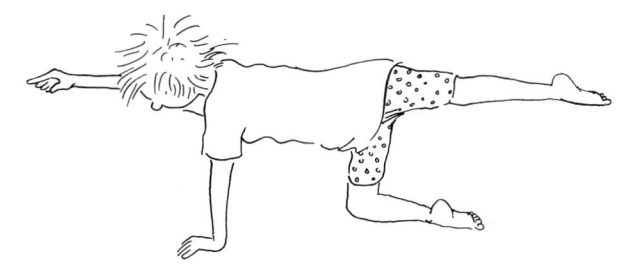	Dehne im Vierfüßlerstand den linken Arm in Verlängerung des Rumpfes nach vorn und das rechte Bein in Verlängerung des Rumpfes nach hinten. Strecke dann den rechten Arm nach vorn und das linke Bein nach hinten. Sprich dazu: Der Ti – Ta – Tiger streckt sich immer wieder.

2. Kapitel: Sprechverse zur Förderung von Konzentration und Selbstbewusstsein

Ich fühl mich wie ein Held

(2/2)

Text	Bewegungen
Der Tiger streckt sich, macht sich rund, und sein Rücken bleibt gesund. 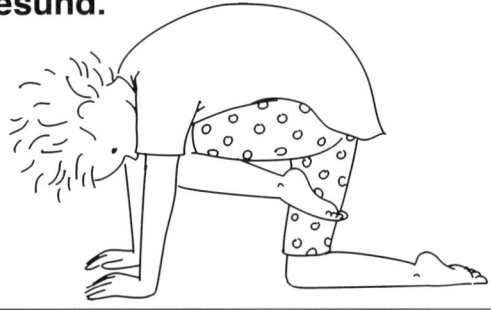	Hebe im Vierfüßlerstand das linke Bein gestreckt nach hinten in Verlängerung des Rumpfes, dann runde den Rücken, und führe das linke Knie und die Stirn zusammen. Strecke das Bein wieder nach hinten, hebe dabei den Kopf, und stelle das linke Knie wieder auf den Boden. Mache das Gleiche mit dem rechten Bein.
Nun scheint die Sonne auf die Welt, 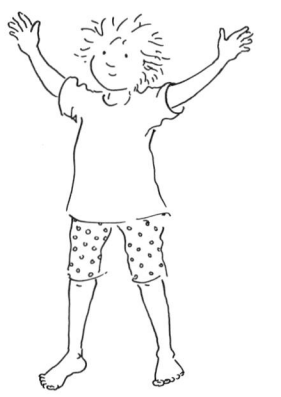	Grätsche im Stand die Beine, und hebe die Arme in die V-Stellung nach oben. Spreize die Finger, und hebe das Brustbein.
und ich fühl mich wie ein Held. 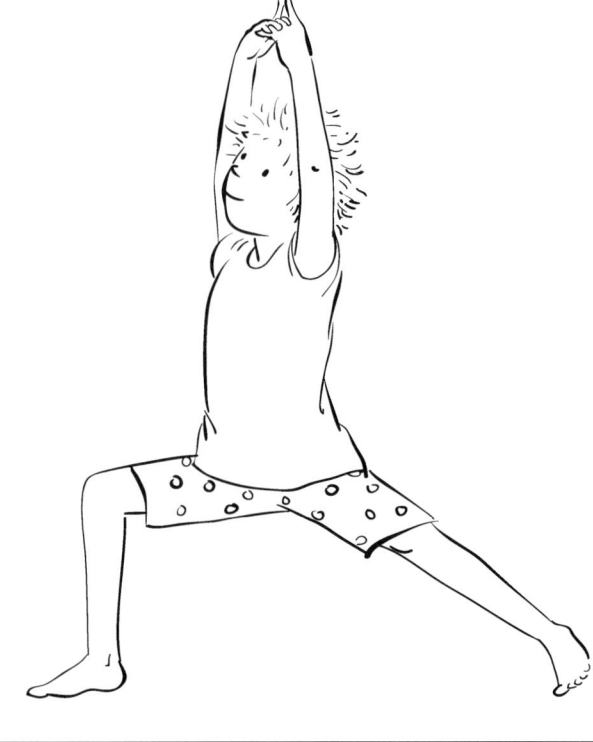	Gehe in die Heldenposition: Setze im Stand den rechten Fuß einen großen Schritt nach vorn. Stelle den linken Fuß etwas nach außen. Beuge das rechte Knie, und schiebe es in der Fußlinie nach vorn, der Unterschenkel sollte senkrecht stehen. Kannst du das Knie weiter beugen, stelle den Fuß noch etwas weiter nach vorn. Nun hebe die Arme über die Seiten. Verschränke die Finger über dem Kopf. Strecke die Zeigefinger und den ganzen Körper. Richte den Blick nach oben. Wiederhole die Übung, und stelle dabei das linke Bein nach vorn.

© PetraProßowsky

2. Kapitel: Sprechverse zur Förderung von Konzentration und Selbstbewusstsein

Kraft und Konzentration (S. 51)

(1/2)

Text	Bewegungen
Ich streck mich zum Himmel, 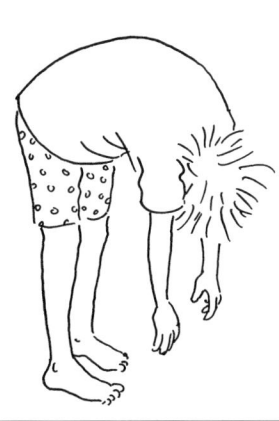	Stehe aufrecht, und strecke beide Arme nach oben.
beug mich zur Erde, 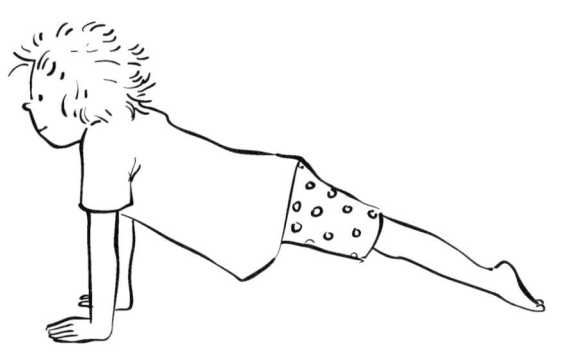	Beuge dich mit gestreckter Wirbelsäule aus den Hüften heraus vor, und lege die Handflächen an den Boden, möglichst mit gestreckten Beinen.
bin stark wie ein Brett. 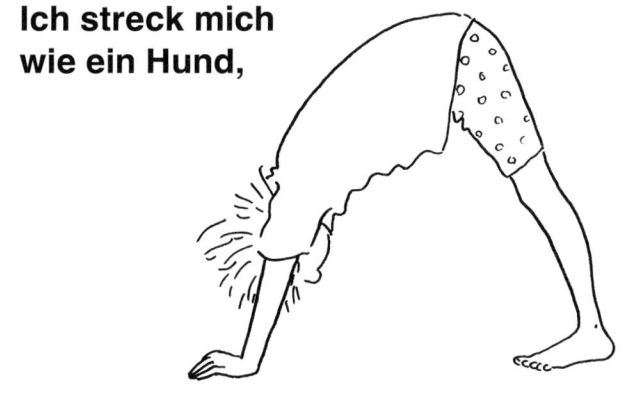	Verlagere das Gewicht auf deine Hände, und springe mit den Füßen nach hinten, sodass du in eine schiefe Ebene kommst. Die Handflächen und Zehen sind am Boden.
Ich streck mich wie ein Hund,	Gehe in die Stellung des Hundes, der nach unten schaut, indem du den Körper in der Brettstellung nach hinten und oben schiebst, das Becken wird nach oben gedehnt, und der Kopf ist zwischen den Oberarmen.

Kraft und Konzentration

Text	Bewegungen
bin wie die Katze, mal hohl und mal rund,	Lasse die Knie an den Boden kommen. Sie sollten unter den Hüften sein und die Hände unter den Schultern. Bewege die Wirbelsäule in eine Hohlstellung, wölbe sie dann nach oben und nochmal in die Hohlstellung.
bin nochmal der Hund.	Dann drücke dich noch einmal in die Stellung des Hundes, der nach unten schaut.
Ich spring in die Hocke.	Springe in die Hockstellung.
Ich streck mich zum Himmel.	Beginne den Ablauf von vorn. Mache die ganze Übung einige Male.

© Petra Proßowsky

2. Kapitel: Sprechverse zur Förderung von Konzentration und Selbstbewusstsein

Ich bin heut fit (S. 51)

(1/2)

Text	Bewegungen
Ich	Strecke die Arme schwungvoll nach oben.
bin	Lege die rechte Hand auf die linke Schulter und die linke Hand auf die rechte Schulter.
heut	Strecke die Arme wieder schwungvoll nach oben.
fit	Lege die Handflächen aneinander, und halte die Arme gestreckt.

Kleine Yoga-Rituale für jeden Tag

2. Kapitel: Sprechverse zur Förderung von Konzentration und Selbstbewusstsein

Ich bin heut fit

(2/2)

Text	Bewegungen
und	Lege die rechte Hand auf die linke Schulter und die linke Hand auf die rechte Schulter.
mach	Strecke die Arme wieder nach oben.
gut	Lege die Handflächen aneinander, und halte die Arme gestreckt.
mit!	Senke die Arme, sodass die aneinanderliegenden Hände vor der Brust liegen.

© Ilona Holterdorf

2. Kapitel: Sprechverse zur Förderung von Konzentration und Selbstbewusstsein

Ich bin stark, und ich bin gut (S. 52)

Text	Bewegungen
Ich	Stampfe mit dem rechten Fuß.
bin	Stampfe mit dem linken Fuß.
stark,	Strecke die Arme nach oben, spreize die Finger.
und	Bilde Fäuste, und beuge die Ellbogen.
ich	Stampfe mit dem rechten Fuß.
bin	Stampfe mit dem linken Fuß.
gut!	Lege die Handflächen vor der Brust aneinander.

© Petra Proßowsky

2. Kapitel: Sprechverse zur Förderung von Konzentration und Selbstbewusstsein

Sonnenlicht sammeln (S. 52)

(1/2)

Text		Bewegungen
Ich		Lege die Hände kreuzweise auf die Schultern.
sammle		Strecke die Arme nach oben.
helles		Grätsche die Beine.
Sonnenlicht,		Strecke dich in der Stellung Sonne.
denn		Beuge dich vor, und lege die Hände auf den Boden.

2. Kapitel: Sprechverse zur Förderung von Konzentration und Selbstbewusstsein

Sonnenlicht sammeln

(2/2)

Text		Bewegungen
traurig sein,		Richte den Oberkörper auf in eine Parallele zum Boden, und breite die Arme seitlich auf Schulterhöhe aus.
das		Richte dich auf, und strecke die Arme nach oben.
lohnt		Lege die Handflächen aneinander.
sich nicht!		Senke die Hände vor die Brust, und bringe im Sprung die Füße wieder nebeneinander.

© PetraProßowsky

2. Kapitel: Sprechverse zur Förderung von Konzentration und Selbstbewusstsein

Ich schaffe das (S. 52)

(1/3)

Text	Bewegungen
Ich	Stehe aufrecht, lege die Hände vor der Brust aneinander. Stelle den rechten Fuß einen Schritt nach vorn.
fühl	Stelle den linken Fuß nach hinten. Richte die Zehen etwas nach rechts. Die Ferse des rechten Fußes sollte auf die Mitte der linken Fußinnenseite weisen. Beuge das rechte Knie, und schiebe es nach vorn.
mich	Strecke die Arme nach oben.
stark	Breite die gestreckten Arme aus, und spreize die Finger.

2. Kapitel: Sprechverse zur Förderung von Konzentration und Selbstbewusstsein

Ich schaffe das

(2/3)

Text	Bewegungen
und schaffe	Senke die Arme über die Seiten.
das.	Klatsche in die Hände, und stelle die Füße wieder nebeneinander.
Ich	Stehe aufrecht, lege die Hände vor der Brust aneinander. Stelle den rechten Fuß einen Schritt nach vorn.
fühl	Stelle den linken Fuß nach hinten. Richte die Zehen etwas nach rechts. Die Ferse des rechten Fußes sollte auf die Mitte der linken Fußinnenseite weisen. Beuge das rechte Knie, und schiebe es nach vorn.

2. Kapitel: Sprechverse zur Förderung von Konzentration und Selbstbewusstsein

Ich schaffe das

(3/3)

Text		Bewegungen
mich		Strecke die Arme nach oben.
stark		Breite die gestreckten Arme aus, und spreize die Finger.
und schaffe		Senke die Arme über die Seiten.
das!		Klatsche in die Hände, und stelle die Füße wieder nebeneinander.

© Petra Proßowsky

2. Kapitel: Sprechverse zur Förderung von Konzentration und Selbstbewusstsein

Mutspruch – Hab einfach keine Angst (S. 52)

(1/3)

Text		Bewegungen
(Ausgangsstellung)		Stehe aufrecht, lege die rechte Hand auf die linke und die linke Hand auf die rechte Schulter.
Hab einfach keine Angst,		Grätsche nacheinander die Beine, hebe die Arme in eine V-Stellung. Spreize die Finger.
wenn du was nicht kannst.		Stelle die Füße nacheinander wieder nebeneinander. Lege die Hände wieder kreuzweise auf die Schultern.
Wie wärs mit etwas Mut,		Grätsche nacheinander die Beine, hebe die Arme in eine V-Stellung. Spreize die Finger.

2. Kapitel: Sprechverse zur Förderung von Konzentration und Selbstbewusstsein

Mutspruch – Hab einfach keine Angst

(2/3)

Text	Bewegungen
mit Mut wird alles gut.	Stelle die Füße nacheinander wieder nebeneinander. Lege die Hände wieder kreuzweise auf die Schultern.
Mut, was ist Mut?	Klatsche mit den Händen auf die Schenkel, lege sie dann kreuzweise auf die Schultern, und hebe die Arme anschließend in die V-Stellung. Spreize die Finger.
Still wie ein Baum stehen,	Gehe in die Baumstellung auf dem linken Standbein: Richte im Stand die Augen auf einen Punkt. Verlagere das Körpergewicht auf den linken Fuß. Stelle den rechten Fuß an die Innenseite des linken Beines. Dehne das Knie nach außen. Hebe die Arme, und lege die Handflächen über dem Kopf aneinander.
dabei auf einen Punkt sehen.	Mache die Baumstellung auf dem rechten Standbein.

2. Kapitel: Sprechverse zur Förderung von Konzentration und Selbstbewusstsein

Mutspruch – Hab einfach keine Angst

(3/3)

Text	Bewegungen
Stark sein wie ein Held,	Gehe in die Heldenstellung: Das linke Bein ist nach hinten gestreckt. Setze im Stand den rechten Fuß einen großen Schritt nach vorn. Stelle den linken Fuß etwas nach außen. Beuge das rechte Knie. Schiebe es nach vorn, der Unterschenkel sollte senkrecht stehen. Kannst du das Knie weiter beugen, stelle den Fuß noch etwas weiter nach vorn. Nun hebe die Arme über die Seiten. Verschränke die Finger über dem Kopf. Strecke die Zeigefinger und den ganzen Körper. Richte den Blick nach oben.
und dir gehört die Welt.	Mache dann die Heldenstellung zur anderen Seite, das rechte Bein ist nach hinten gestreckt.

© PetraProßowsky

2. Kapitel: Sprechverse zur Förderung von Konzentration und Selbstbewusstsein

Ruhig und entspannt (S. 53)

(1/2)

Text		Bewegungen
Ich		Stehe aufrecht, und lege die Hände vor der Brust aneinander. Strecke den linken Arm nach oben.
bin		Strecke den rechten Arm nach oben.
ruhig		Beuge dich gestreckt vor, und lege die Hände an den Boden.
und		Richte dich auf, und strecke beide Arme nach oben.
entspannt,		Breite die Arme auf Schulterhöhe aus.

2. Kapitel: Sprechverse zur Förderung von Konzentration und Selbstbewusstsein

Ruhig und entspannt

(2/2)

Text	Bewegungen
steh	Winkle das rechte Knie an, dehne es nach außen, und stelle die Fußsohle an die Innenseite des linken Beines.
im	Lege die Handflächen vor der Brust aneinander.
Baum	Strecke die Arme nach oben, die Handflächen bleiben aneinander.
ganz	Breite die Arme auf Schulterhöhe aus.
elegant!	Lege die Handflächen wieder vor der Brust aneinander.

© Petra Proßowsky

2. Kapitel: Sprechverse zur Förderung von Konzentration und Selbstbewusstsein

Bewegung tut gut (S. 53)

Text		Bewegungen
Ich		Stehe aufrecht, und lege die rechte Hand auf die linke und die linke Hand auf die rechte Schulter.
bin voller Kraft und Mut.		Strecke die Arme nach oben, und spreize die Finger. Beuge die Ellenbogen, bilde Fäuste, und ziehe die Arme gebeugt nach unten. Strecke sie wieder, und wechsele die Bewegungen einige Male ab.
Denn		Strecke den rechten Arm nach oben, beuge den Oberkörper vor, und dehne das linke Bein gestreckt nach hinten.
Bewegung		Strecke den linken Arm nach oben, beuge den Oberkörper vor und das rechte Bein gestreckt nach hinten.
tut mir gut.		Strecke den rechten Arm nach oben, beuge den Oberkörper vor, und dehne das linke Bein gestreckt nach hinten, dann strecke den linken Arm nach oben, beuge den Oberkörper vor, und strecke das rechte Bein nach hinten.

© Ilona Holterdorf

2. Kapitel: Sprechverse zur Förderung von Konzentration und Selbstbewusstsein

Wutrakete (S. 54)

(1/2)

Text	Bewegungen
Ich habe große Wut im Bauch.	Streichele den Bauch.
Die Füße spüren die Wut auch.	Stampfe mit den Füßen.
Die Fäuste boxen wild herum.	Boxe mit den Fäusten in die Luft.
In meinem Kopf fühl ich mich dumm.	Lege die Hände an den Kopf.
Möchte lieber klug und stark sein.	Breite die Arme auf Schulterhöhe aus, und beuge und strecke einige Male abwechselnd die Arme.
Mit Wut fühl ich mich schwach und klein.	Spreize die Finger, und bilde Fäuste abwechselnd, lege dann die Hände über Kreuz auf das Herz.
Ich schicke die Wut weit fort ins All.	Winkele die Ellenbogen an, richte die Handflächen nach vorn, und spreize die Finger, strecke abwechselnd die Arme nach vorn, und beuge die Ellenbogen wieder.
Sie löst sich auf, auf jeden Fall.	Mache einen Armkreis.
Rakete: **10**	Strecke die Arme nach oben, lege die Handflächen über dem Kopf aneinander.
9	Lege die aneinander gelegten Hände auf den Kopf,
8	an die Stirn,

Wutrakete

(2/2)

Text	Bewegungen
7	an die Nase,
6	ans Kinn,
5	vor die Brust.
4	Gehe in die Hocke.
3	Lege die Hände auf die Knie.
2	Lege die Hände auf den Boden.
1	Und lege sie wieder auf die Knie.
0	Lege die Hände in die Grußhaltung vor die Brust. Richte dich auf, springe hoch, und strecke dabei die Arme. Breite die Arme aus, und führe sie im Kreis wieder in die Grußhaltung. Lande aus dem Sprung in der Grätschstellung.

© Petra Proßowsky

2. Kapitel: Sprechverse zur Förderung von Konzentration und Selbstbewusstsein

Manchmal hab ich große Wut (S. 54)

(1/4)

Text	Bewegungen
Manchmal hab ich große Wut,	Bilde mit den Händen Fäuste, und strecke die Hände und Arme kräftig weit nach vorne, oben und zur Seite aus.
und das tut mir gar nicht gut.	Lege die Hände über Kreuz auf die Brust, und schüttle den Kopf.
Es brodelt und rumort in mir.	Schüttle den ganzen Körper.
Vielleicht hilft mir dabei ein Tier.	Lege die Hände über Kreuz auf die Brust.

Manchmal hab ich große Wut

(2/4)

Text	Bewegungen
Kann ich brüllen wie die Löwen,	Gehe in die Löwenstellung: Strecke im Fersensitz die Arme auf Schulterhöhe nach vorn aus, spreize die Finger, reiße die Augen weit auf, strecke die Zunge raus, und brülle laut.
fliegt die Wut dahin wie Möwen.	Strecke in der Bergstellung die Arme auf Schulterhöhe nach vorn, und lege die Handflächen aneinander. Dann breite die Arme weit zu den Seiten aus, stelle dich dabei auf die Zehen, töne dabei „A" und „O". Wiederhole dies einige Male.
Brülle ich wie ein Gorilla,	Hebe im Stand die Arme, bilde Fäuste, und trommle mit den Fäusten auf die Brust. Brülle dabei „Uahhh" wie ein Gorilla.
werde ich auch schon viel stiller.	Stehe still wie ein Berg.

Manchmal hab ich große Wut

(3/4)

Text	Bewegungen
Ist noch ein Rest von Wut in mir,	Grätsche die Beine, und lege die Handflächen vor der Brust aneinander.
kommt der Vulkan, ich zeig ihn dir.	Strecke die Arme langsam nach oben. Drücke dabei die Handflächen aneinander. Dann springe in die Luft, lande in der Grätsche, senke die Arme, und lege die Hände wieder in die Grußhaltung.
Will die Wut jetzt noch nicht weichen,	Lege kopfschüttelnd die Hände vor das Gesicht.
können auch Gedanken reichen.	Lege dich auf den Rücken, lasse die Arme locker neben dem Körper liegen,

2. Kapitel: Sprechverse zur Förderung von Konzentration und Selbstbewusstsein

Manchmal hab ich große Wut

(4/4)

Text	Bewegungen
Am besten leg ich mich jetzt hin.	Deine Handflächen zeigen nach oben.
Da merke ich, dass ich müde bin.	Lasse die Füße leicht auseinanderfallen. Finde im Klassenraum eine bequeme Stellung, lege den Kopf auf den Tisch, und schließe die Augen.
Ich stell mir etwas Schönes vor und gehe durch ein goldenes Tor.	Du hörst leise Musik …
So komme ich ins Land der Träume, in viele zauberhafte Räume.	… und stellst dir dabei das Land deiner Träume vor.

© Ilona Holterdorf

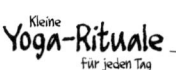

2. Kapitel: Sprechverse zur Förderung von Konzentration und Selbstbewusstsein

Wut tut mir nicht gut (S. 54)

(1/3)

Text	Bewegungen
Wut tut mir nicht gut.	Boxe mit den Händen in die Luft.
Doch in mir kocht das Blut.	Trommele mit den Händen auf die Brust.
Ganz plötzlich fällt mir ein,	Streiche deine Stirn aus.
das muss gar nicht so sein.	Strecke die Arme nach oben.

© Ilona Holterdorf

2. Kapitel: Sprechverse zur Förderung von Konzentration und Selbstbewusstsein

Wut tut mir nicht gut

(2/3)

Text		Bewegungen
Ich sammle Mut vom starken Baum,		Führe die Baumstellung auf dem linken Bein aus: Richte im Stand die Augen auf einen Punkt. Verlagere das Körpergewicht auf den linken Fuß. Stelle den rechten Fuß an die Innenseite des linken Beines. Dehne das Knie nach außen. Hebe die Arme, und lege die Handflächen über dem Kopf aneinander.
das gibt mir Kraft und Selbstvertrauen.		Mache die Baumstellung auf dem rechten Standbein.
Wie ein Kamel im Wüstensand		Gehe in den Kniestand. Ziehe den Bauch leicht ein. Spanne die Pomuskeln an. Führe die Arme nach hinten. Fasse deine Handgelenke. Dehne dich in eine Rückbeuge, löse die Hände, lege sie auf die Fersen, und drücke dich weiter in die Dehnung der Körpervorderseite.
schau ich auf das weite Land.		Richte dich langsam wieder auf, und stelle dich aufrecht hin.

Wut tut mir nicht gut

(3/3)

Text	Bewegungen
Kann plötzlich wie ein Vogel fliegen,	Gehe in die Vogelstellung: Breite im aufrechten Stand die Arme seitlich auf Schulterhöhe aus. Stelle dich dabei auf die Zehenspitzen. Bringe dann die Fußsohlen wieder zum Boden, und führe gleichzeitig die Arme auf Schulterhöhe nach vorn. Lege die Handflächen aneinander. Wechsele die Bewegungen einige Male ab. Töne dazu „A" und „O".
und so lässt sich die Wut besiegen.	Bilde Fäuste, und strecke die Arme nach oben.

© Petra Proßowsky

Kapitel 3:

Kreisspiele mit Yoga-Übungen

Ein gutes Lehr- und Lernklima entwickelt sich mit den sozialen Kompetenzen der Kinder. Yoga-Übungen dienen einerseits der Kräftigung und Gesunderhaltung des Körpers. Andererseits werden Spiele und Entspannungsübungen aber auch eingesetzt, um Ich-Stärke und soziale Fähigkeiten zu fördern. Kreisspiele unterstützen das Miteinander und entwickeln ein Gemeinschaftsgefühl, ohne Konkurrenz zu erzeugen.

Anwendungsbereiche:
- zwischen anstrengenden Unterrichtsphasen
- bei Geburtstagsfeiern oder anderen besonderen Anlässen
- zum Ruhigwerden nach den Pausen
- zur Förderung des Miteinanders
- zur Sprachförderung
- zur Förderung des Gemeinschaftsgefühls
- zur Förderung der Selbsteinschätzung

3. Kapitel: Kreisspiele mit Yoga-Übungen

Knut, der Eisbär

(Yoga-)Übungen:
Bär, Elefant, Affe, rhythmisches Klatschen und Patschen

Materialien:
ein Hut

Ausführung:
Die Kinder lernen den Text und einen Klatschrhythmus, z.B. abwechselnd auf die Schenkel patschen und zweimal in die Hände klatschen. Die Übungen sollten bekannt sein.
Die Kinder stehen im Kreis. Ein Kind geht mit einem Hut in die Kreismitte und bewegt sich wie ein Tanzbär. Die andere Kinder sprechen den Vers mit den Patsch-Klatschbewegungen. Bei „… zuerst kommt der Elefant" führen alle die Übung des Elefanten aus. Bei den Affen machen sie den Affentanz, dann wieder den Patsch-Klatschrhythmus. Zum Schluss setzt das Kind aus der Kreismitte einem anderen Kind den Hut auf. Dieses Kind geht als Tanzbär in die Kreismitte.

Das sagen Sie:
Ich habe einen Hut,
den schenk ich heute Knut.
Knut, wer ist Knut?

Knut ist ein Eisbär,
er wohnt nicht im Eismeer.
Knut wohnt im Zoo.
Im Zoo,
im Zoo, wo?

Zuerst kommt der Elefant,
die Affen sind außer Rand und Band.
Und dann kommt Knut.
Knut find ich gut,
ich schenk ihm den Hut.

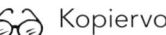 Kopiervorlagen siehe Seite 96/97

Bärenfest

(Yoga-)Übungen:
Frosch, Bär, Tiger

Materialien:
Handtrommel, Triangel

Auch **ältere Kinder** spielen gern das Spiel, bei dem sie erkennen müssen, welche Instrumente den Tieren zugeordnet sind. Es kann erweitert werden, indem Sie auch dem Tiger und dem Frosch Instrumente zuordnen.

Ausführung:
Die Kinder stehen im Kreis. Ein Kind ist der Bär und geht in die Kreismitte.
Die Kinder führen die Übung des Frosches aus und sprechen den Text.
Das Kind in der Kreismitte tappst auf allen Vieren, richtet sich dann auf und spricht den einladenden Text. Die Kinder antworten, und das Kind in der Kreismitte sagt dann, welches Tier noch kommt. Dann geht das Spiel weiter mit dem Tier, das benannt wurde.
Das Kind aus der Kreismitte sucht anschließend ein Kind aus, das den Bären spielen darf.

Das sagen Sie:
Ein Frosch hüpft hier im Gras herum,
quak, quak.
Da kommt der Bär, didum, didum:
„Hey, Frosch, ich lade dich heut ein,
bei meinem Fest zu Gast zu sein."
Der Frosch sagt: „Ja, das ist ja toll,
wird es auch wieder richtig voll?"
Ein Tiger schleicht im Gras herum,
da kommt der Bär, didum, didum:
„Hey, Tiger, ich lade dich heut ein,
bei meinem Fest zu Gast zu sein."
Der Tiger sagt: „Ja, das ist ja toll,
wird es auch wieder richtig voll?"
(Es können noch weitere Tiere kommen.)

Zum Schluss bewegen sich alle nach Instrumenten.

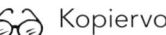 Kopiervorlagen siehe Seite 98–100

3. Kapitel: Kreisspiele mit Yoga-Übungen

Schüttelrap

Ausführung:
Die Kinder stehen im Kreis. Ein Kind beginnt. Es wählt ein Kind aus dem Kreis aus, das es anspricht. Alle anderen Kinder machen mit.

Das sagen Sie:
Es hat z.B. Ali Christian ausgewählt:
„Hey, Christian, du bist cool und nett, komm tanz mit mir den Schüttel-, Schüttelrap!
Oben schüttel, schüttel, schüttel, schüttel, schüttel, Arme nach oben, strecken und schütteln.
Unten schüttel, schüttel, schüttel, schüttel, schüttel, Arme nach unten, ausschütteln.
Rechts schüttel, schüttel, schüttel, schüttel schüttel, Arme wieder nach oben strecken und nach rechts oben ausschütteln.
Links schüttel, schüttel, schüttel, schüttel, schüttel, Arme nach links oben ausschütteln."

Nun setzt Christian das Spiel fort. Er wählt Aylin: *„Hey, Aylin, du bist cool und nett, komm tanz mit mir den Schüttel, Schüttelrap! …"*.

Menjika, der Frosch

(Yoga-)Übungen:
Froschstellung, Hocke, gestreckter Frosch, Katze

Ausführung:
Die Kinder stehen im Kreis. Sie sprechen den Text oder singen ihn nach einer erdachten Melodie. Dazu führen sie die entsprechenden Bewegungen aus.
Weitere Möglichkeiten: Die Kinder überlegen, wer noch vom Frosch Menjika begrüßt werden kann und setzen das Spiel fort:
Hallo, … und kommt der Hund, (die Kobra, der Tiger, die Biene, der Vogel) …

Das sagen Sie:
Hallo, kennt ihr Menjika?
Menjika ist der Frosch am Teich.
Menjika ist so freundlich,
und kommt die Katze, grüßt er gleich:
Quak, quak, quak.
Das macht die Katze froh,
und sie begrüßt ihn so:
Miau, mio, miau, mio, miau, mio.

Kopiervorlagen siehe Seite 101/102

Wir gehen in den Yogawald

(Yoga-)Übungen:
freie Auswahl

Ausführung:
Die Kinder sitzen oder stehen im Kreis. Jedes Kind überlegt sich eine Yoga-Übung. Ein Kind beginnt und stellt seine Übung vor. Es sagt z.B.: „Ich gehe in den Yogawald und sehe einen Baum." Es geht dabei in die Stellung des Baumes. Die anderen Kinder sagen: „Wir gehen in den Yogawald und sehen einen Baum." Auch sie gehen in die Baumstellung. Das nächste Kind wiederholt diese Stellung und fügt seine hinzu, z.B.: „Ich gehe in den Yogawald und sehe einen Baum und einen Vogel." Dazu führt es die Übungen aus. Die anderen Kinder sagen: „Wir gehen in den Yogawald und sehen einen Baum und einen Vogel." Sie führen die Stellungen des Baumes und des Vogels aus. So wird das Spiel fortgesetzt.

3. Kapitel: Kreisspiele mit Yoga-Übungen

Yoga-Memo-Spiel

(Yoga-)Übungen:
freie Auswahl

Ausführung:
Zwei Kinder gehen aus dem Raum. Die anderen Kinder bilden Paare. Jedes Paar denkt sich eine gemeinsame Yoga-Übung aus, dann verteilen sie sich beliebig im Raum. Die Kinder, die den Raum verlassen haben, werden hereingebeten und finden heraus, welche Kinder zusammengehören. Ein Kind beginnt und nennt zwei Kinder, die ihre Yoga-Übung ausführen. Machen sie die gleiche Übung, stellen sie sich hinter das Kind, und das Kind darf weiterraten. Ansonsten ist das andere Kind an der Reihe. Das Spiel ist beendet, wenn alle Paare gefunden wurden.

Stopptanz mit Yoga-Übungen

(Yoga-)Übungen:
freie Auswahl

Materialien:
CD-Spieler und Musik

Ausführung:
Die Kinder bewegen sich frei nach der Musik. Bei Musikstopp gehen sie in eine vorher vereinbarte Yogahaltung.

Variation 1:
Die Kinder bewegen sich frei nach der Musik. Bei Musikstopp finden zwei Kinder zusammen und stellen eine gemeinsame Übung vor.

Variation 2:
Bei Musikstopp findet sich eine vorgegebene Anzahl von Kindern zusammen und stellt eine Figur da, bei der z.B. drei Füße und zwei Hände am Boden sind.

Die Karten unter dem Tuch

Übung 1

(Yoga-)Übungen:
freie Auswahl

Material:
Sitzkissen, großes Tuch,
Yoga-Karten (S. 14–31)

Ausführung:
Die Kinder sitzen im Stuhlkreis oder auf einem Sitzkissen am Boden.
In der Kreismitte liegt ein großes Tuch. Unter dem Tuch liegen verschiedene Karten mit Abbildungen von Yoga-Übungen.

Ein Kind beginnt das Spiel.
Es darf eine Karte unter dem Tuch hervorholen, die Übung benennen und vormachen. Es spricht dabei im ganzen Satz, z.B.:
„Ich bin ein Baum."
Die anderen Kinder stellen die Übung nach und sprechen in diesem Fall: „Wir sind viele Bäume."
Nun sucht das Kind, das die Übung vorgemacht hat, ein Kind aus dem Kreis aus, und dieses Kind holt die nächste Karte unter dem Tuch hervor. So wird das Spiel fortgesetzt.

3. Kapitel: Kreisspiele mit Yoga-Übungen

Würfelspiel

Übung 2

(Yoga-)Übungen:
freie Auswahl

Material:
Sitzkissen, großer Schaumstoffwürfel,
6 Yoga-Karten (S. 14–31)

Ausführung:
Dieses Spiel wird ähnlich gespielt wie das vorherige. Die Karten sind aber nicht unter einem Tuch, sondern auf die sechs Seiten eines Würfeln geklebt.

Ein Kind beginnt das Spiel, würfelt oder wirft den Würfel einem Kind zu. Dieses Kind benennt die Übung und stellt sie vor. Es spricht dazu auch im ganzen Satz. Die anderen Kinder machen die Übung nach und sprechen auch im ganzen Satz. Dann wird ein neues Kind ausgesucht, das würfelt oder den Würfel einem Kind zuwirft.

Für **ältere Kinder** können auch Karten mit Affirmationen an den Würfel geklebt werden.

Clownspiel

Übung 3

(Yoga-)Übungen:
freie Auswahl

Material:
Clownsnase oder Maske

Ausführung:
Die Kinder sitzen im Kreis. Ein Kind bekommt eine Clownsnase und geht in die Kreismitte.
Die Kinder sprechen:
„Hallo, hallo, lieber Clown,
du bist lustig anzuschau'n."
Dabei patschen sie sich abwechselnd auf die Schenkel und klatschen in die Hände.

Das Kind in der Mitte antwortet:
„Schaut nur her, schaut nur her, was ich kann, ist gar nicht schwer."

Die Kinder fragen:
„Was kannst du denn?"

Das Kind in der Kreismitte macht eine Übung vor und benennt sie.

Beispiel:
„Ich kann die Kobra."
Die anderen Kinder machen die Übung nach und sprechen: „Wir können auch die Kobra."
Das Kind aus der Kreismitte sucht ein neues Kind aus, das nun den Clown spielt.

3. Kapitel: Kreisspiele mit Yoga-Übungen

Knut, der Eisbär (S. 92)

(1/2)

Text	Bewegungen
Ich habe einen Hut,	Patsche mit beiden Händen auf die Oberschenkel, und klatsche dann zweimal in die Hände.
den schenk ich heute Knut.	Patsch, klatsch, klatsch
Knut, wer ist Knut?	Patsch, klatsch, klatsch
Knut ist ein Eisbär,	Patsch, klatsch, klatsch
er wohnt nicht im Eismeer.	Patsch, klatsch, klatsch
Knut wohnt im Zoo.	Patsch, klatsch, klatsch
Im Zoo,	Patsch, klatsch, klatsch
im Zoo, wo?	Patsch, klatsch, klatsch
Zuerst kommt der Elefant,	Gehe in die Stellung des Elefanten: Stehe aufrecht. Fasse mit dem Daumen und Zeigefinger deiner rechten Hand die Nase. Lege den linken Arm in die rechte Armbeuge, und schwinge ihn hin und her. Stampfe dabei mit deinen Füßen. Du kannst den Arm auch nach oben dehnen und tröten.

3. Kapitel: Kreisspiele mit Yoga-Übungen

Knut, der Eisbär

(2/2)

Text	Bewegungen
die Affen sind außer Rand und Band.	Gehe in die Stellung des Affen: Stehe aufrecht. Hüpfe dann abwechselnd von einem auf das andere Bein. Dabei hebe die Knie, und patsche die rechte Hand auf das linke Knie und die linke Hand auf das rechte Knie.
Und dann kommt Knut.	Gehe in die Stellung des Bären: Stelle dich auf deine Hände und Füße. Strecke dabei Arme und Beine. Laufe mit gestreckten Armen und Beinen, ohne die Ellbogen oder Knie zu beugen, oder strecke im Stand die Arme seitlich auf Schulterhöhe aus. Beuge die Ellbogen, sodass die Unterarme senkrecht zu den Oberarmen gerichtet sind, und drehe dich als Tanzbär im Kreis, ohne die Knie zu beugen.
Knut find ich gut,	Patsch, klatsch, klatsch
ich schenk ihm den Hut.	Patsch, klatsch, klatsch

© Petra Proßowsky

3. Kapitel: Kreisspiele mit Yoga-Übungen

Bärenfest (S. 92)

(1/3)

Text	Bewegungen
Ein Frosch hüpft hier im Gras herum, quak, quak.	Gehe in die Stellung des Frosches: Dehne in der Hocke die Knie nach außen. Lege die Hände vor der Brust aneinander. Dehne die Ellbogen nach außen. Richte den Rücken auf. Strecke die Beine. Strecke die Arme, bis die Hände über dem Kopf sind. Beuge Ellenbogen und Knie wieder, und komme in die Hocke. Senke die Hände vor die Brust. Wechsele die Bewegungen einige Male ab.
Da kommt der Bär, didum, didum:	Gehe in die Stellung des Bären: Stelle dich auf deine Hände und Füße. Strecke dabei die Arme und die Beine. Laufe mit gestreckten Armen und Beinen, ohne die Ellbogen oder Knie zu beugen.
„Hey, Frosch, ich lade dich heut ein,	Gehe in die Stellung des Bären mit erhobenen Tatzen: Stelle dich aufrecht hin. Hebe die Arme auf Schulterhöhe. Stelle die Unterarme senkrecht zu den Oberarmen. Tapse im Kreis herum.
bei meinem Fest zu Gast zu sein."	Mache einladende Bewegungen mit den Armen.

Bärenfest

(2/3)

Text	Bewegungen
Der Frosch sagt: „Ja, das ist ja toll,	Gehe in die Stellung des Frosches.
wird es auch wieder richtig voll?"	Bleibe in der Froschstellung.
Ein Tiger schleicht im Gras herum,	Gehe in die Stellung des Tigers: Dehne im Vierfüßlerstand den linken Arm in Verlängerung des Rumpfes nach vorn und das rechte Bein in Verlängerung des Rumpfes nach hinten. Strecke dann den rechten Arm nach vorn und das linke Bein nach hinten. Sprich dazu: „Der Ti – Ta – Tiger streckt sich immer wieder." Dehne im Vierfüßlerstand den linken Arm in Verlängerung des Rumpfes nach vorn und das rechte Bein in Verlängerung des Rumpfes nach hinten. Strecke dann den rechten Arm nach vorn und das linke Bein nach hinten.
da kommt der Bär, didum, didum:	Gehe in die Stellung des Bären.

3. Kapitel: Kreisspiele mit Yoga-Übungen

Bärenfest

(3/3)

Text	Bewegungen
„Hey, Tiger, ich lade dich heut ein,	Gehe in die Stellung des Bären mit erhobenen Tatzen.
bei meinem Fest zu Gast zu sein."	Mache einladende Bewegungen mit den Armen.
Der Tiger sagt: „Ja, das ist ja toll,	Gehe in die Stellung des Tigers.
wird es auch wieder richtig voll?"	Wiederhole die Tigerübung. Danach können noch weitere Tiere kommen.
	Zum Schluss bewegen sich alle nach Instrumenten: Beim Handtrommelschlag gehen alle in die Stellung des Bären. Beim Triangelschlag gehen alle in die Stellung Bär mit erhobenen Tatzen.

© Petra Proßowsky

3. Kapitel: Kreisspiele mit Yoga-Übungen

Menjika, der Frosch (S. 93)

(1/2)

Text	Bewegungen
Hallo, kennt ihr Menjika?	Winke mit beiden Händen.
Menjika ist der Frosch am Teich.	Gehe in die Stellung des gestreckten Frosches: Stelle im Stand die Fersen aneinander, und richte die Füße nach außen. Hebe die Arme, und lege die Handflächen über dem Kopf aneinander. Strecke den ganzen Körper.
Menjika ist so freundlich,	Gehe in die Stellung des Frosches: Beuge die Ellbogen und Knie, dehne dabei die Knie nach außen, senke die aneinander gelegten Hände vor die Brust, und komme in die Hocke.
und kommt die Katze, grüßt er gleich:	Gehe in die Stellung des gestreckten Frosches.

Kleine Yoga-Rituale für jeden Tag

Menijka, der Frosch

(2/2)

Text	Bewegungen
Quak, quak, quak. 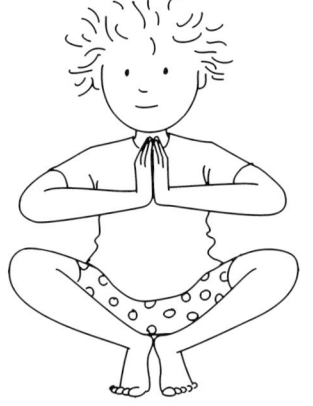	Gehe in die Stellung des Frosches: Beuge die Ellbogen und Knie, dehne dabei die Knie nach außen, senke die aneinander gelegten Hände vor die Brust, und komme in die Hocke.
Das macht die Katze froh, 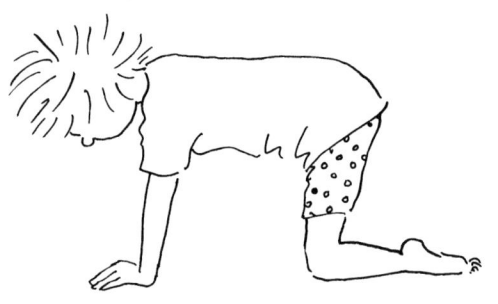	Gehe in die Stellung der Katze: Gehe in den Vierfüßlerstand, dabei sind deine Hände unter den Schultern und die Knie unter den Hüftgelenken.
und sie begrüßt ihn so: Miau, mio, miau, mio, miau, mio. 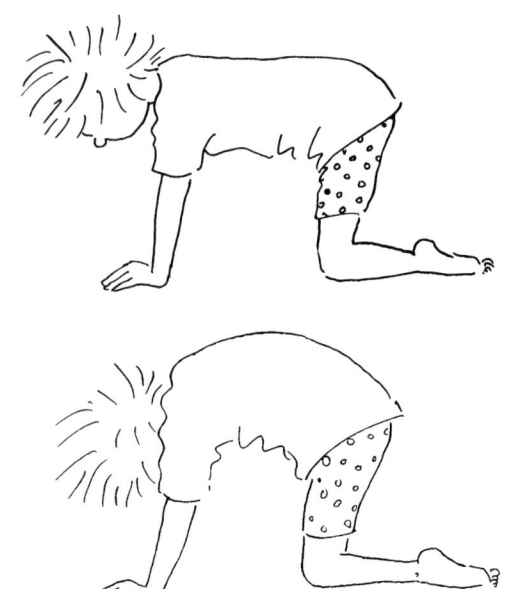	Führe die Übung der Katze aus: Bewege im Vierfüßlerstand die Wirbelsäule abwechselnd in eine Hohlstellung und eine Rundung. Töne dabei „Miau" und „Mio". Richte bei „Miau" den Blick nach oben, und dehne das Brustbein und die Sitzbeine nach oben. Wölbe bei „Mio" die Wirbelsäule nach oben, und richte den Blick nach unten zum Bauchnabel. Rolle den unteren Teil der Wirbelsäule nach innen.

© Petra Proßowsky

Kapitel 4:
Förderung von Achtsamkeit, Dankbarkeit und Ruhe

Mit den Übungen aus diesem Kapitel können Sie das bewusste Agieren gezielt hin zu Achtsamkeit, Aufmerksamkeit, Dankbarkeit und Ruhe schulen. Durch die Konzentration auf den Körper wird die Körperwahrnehmung gefördert, und die Gedanken werden beruhigt. Kinder, die Werte wie Mitgefühl, Hilfsbereitschaft, Toleranz, Freundlichkeit verinnerlichen, erwerben leichter Wissen als Kinder, die auf sich bezogen agieren, eher aggressiv und/oder unfreundlich reagieren. Unsere hier vorgestellten Übungen lassen Empathie wachsen und führen von der Bewegung in die Stille.

Anwendungsbereiche:
- zwischen anstrengenden Unterrichtsphasen
- zum Entspannen
- zum Ruhigwerden nach den Pausen
- zum Abbau von Spannungen und Ängsten
- zur Schaffung guter Lernvoraussetzungen

4. Kapitel: Förderung von Achtsamkeit, Dankbarkeit und Ruhe

Ich streichel mein Gesicht
Übung 1

Ausführung:
Die Kinder sitzen aufrecht, legen den Zeigefinger auf die Stirn, schließen die Augen und folgen Ihrer Anweisung wie z.B.:
- Streichele deine Stirn.
- Wandere mit dem Zeigefinger zum Punkt zwischen den Augenbrauen, und streichele diesen Punkt.
- Streichele deinen Nasenrücken bis zur Nasenspitze.
- Streichele sanft deine Oberlippe, deine Unterlippe, dein Kinn.
- Streichele deinen Hals und die Kuhle am Hals.
- Nun wandere mit dem Zeigefinger den Weg wieder zurück.
- Streichele den Hals, das Kinn, sanft die Unterlippe, die Oberlippe, die Nasenspitze, den Nasenrücken, den Punkt zwischen den Augenbrauen und die Stirn.

Der singende Stein
Übung 2

Material:
Glasstein, ggf. Halbedelstein, großes Tuch

Ausführung:
Die Kinder sitzen im Kreis und bekommen einen Glasstein oder einen Halbedelstein. In der Kreismitte liegt ein Tuch. Nacheinander legen die Kinder, ohne zu sprechen, ihren Stein auf das Tuch. Danach können sie nacheinander noch etwas verändern.
Anschließend dreht sich ein Kind um oder geht aus dem Raum.

Ein anderes Kind entscheidet, welcher Stein einen Ton bekommen soll und welchen Ton. Nun dreht sich das Kind wieder zur Kreismitte und beginnt die Steine einzuräumen. Berührt es den ausgewählten Stein, singen die anderen Kinder den vorher vereinbarten Ton. Dann wird ein Kind ausgewählt, das weiter einräumt, und ein weiteres Kind, das den singenden Stein bestimmt.
Das Spiel ist beendet, wenn alle Steine eingeräumt sind.

Von der Bewegung zur Stille
Übung 3

(Yoga-)Übungen:
Bewegungen zum Text koordinieren

Material:
Handtrommel, CD mit Entspannungsmusik, CD-Player oder eine Kalimba

Ausführung:
Sie sprechen oder ein Kind spricht den Text Zeile für Zeile vor, und Sie bewegen oder es bewegt sich entsprechend. Alle anderen sprechen nach und bewegen sich dazu. Zum Schluss können Sie leise Musik einspielen.

Das sagen Sie:
Ich stampfe mit den Füßen, jetzt sind die Füße still. Ich klatsche in die Hände und boxe, wenn ich will. Ich kreise mit den Schultern, erst vor und dann zurück.
Ich wackle mit den Hüften, schon spielt der Po verrückt. Jetzt tanzt der ganze Körper, macht einfach, was er will. Doch höre ich die Trommel, bin ich mucksmäuschenstill. Ich stell mir eine Wolke vor, die trägt mich ganz weit fort. Sie trägt mich hoch, hoch durch die Luft, zu einem schönen Ort.

 Kopiervorlagen siehe Seite 107/108

4. Kapitel: Förderung von Achtsamkeit, Dankbarkeit und Ruhe

Die Lotosblume erwacht

Übung 4

(Yoga-)Übung:
Lotosblume

Ausführung:
Die Kinder sitzen am Boden mit gekreuzten Beinen und führen die Übung der Lotosblume aus.

Das sagen Sie:
So schläft die Lotosblume:
Lege im Sitz mit gekreuzten Beinen die Handflächen vor der Brust aneinander.
Beuge den Oberkörper weit vor, bis die Stirn am Boden liegt.

Das ist die Knospe:
Richte dich langsam auf.
Strecke die Arme, und halte dabei die Handflächen fest aneinander gedrückt.

Wenn die Arme gestreckt sind, befinden sich die aneinander liegenden Hände über dem Scheitelpunkt und die Oberarme neben den Ohren.

So leuchtet die Blüte:
Breite die Arme seitlich auf Schulterhöhe aus.
Richte die Unterarme senkrecht zu den Oberarmen auf.
Klappe die Handflächen nach oben auf.

So schließt sich die Blüte:
Strecke die Arme wieder.
Lege die Handflächen über dem Kopf aneinander. Beuge die Ellbogen, und senke die Hände vor die Brust.
Beuge den Oberkörper gestreckt vor, bis die Stirn am Boden liegt.

Yogablume

Übung 5

Ausführung:
Die Kinder sitzen im Kreis oder auf ihrem Platz im Klassenraum und folgen Ihrer Anweisung.

Das sagen Sie:
Stelle die Füße fest an den Boden, und lege die Handflächen vor der Brust aneinander.

Dann öffne die Finger zu den Seiten, nur die Daumen und die kleinen Finger bleiben in Kontakt.
Nun lege die Fingerkuppen aneinander, und drücke sie aneinander. Dabei kannst du die Ellbogen nach außen bewegen.

Wechsele diese Fingerstellungen einige Male ab.

Klang und Stille

Übung 6

Material:
Klangkugel, Glöckchen

Ausführung:
Die Kinder sitzen im Kreis und bekommen eine Klangkugel oder ein Glöckchen in die Hand. Sie reagieren nun auf Ihre vorgegebenen Signale, z.B. weisen Ihre Handflächen nach oben, ertönen die Glöckchen, weisen Ihre Handflächen nach unten, wird es ganz still.

4. Kapitel: Förderung von Achtsamkeit, Dankbarkeit und Ruhe

Ich schicke das Licht

Übung 7

Material:
Kerze, Feuerzeug, Glassteine

Ausführung:
Dieses Kerzenritual können Sie im Klassenraum oder vor jeder Yogastunde durchführen.
Die Kinder sitzen möglichst in Kreisform.
In der Mitte wird eine Kerze angezündet.
Jedes Kind bekommt einen Glasstein, eine Blume oder einen anderen attraktiven Gegenstand in die Hand. Die Kinder überlegen, an wen sie denken möchten, wem sie gerne Licht schicken möchten, wer es braucht. Sie denken in diesem Fall nicht an ihre eigenen Wünsche, sondern an andere Menschen. Nacheinander legen sie dann ihr Herz oder ihre Blume in die Mitte um die Kerze herum und benennen ihren guten Wunsch, wie z.B.: „Ich schicke das Licht zu meiner Mama, weil sie krank ist." „Ich schicke das Licht zu allen Menschen, die frieren und keine Wohnung haben" …
Anschließend schauen die Kinder ca. eine Minute in das Licht der Kerze.
Sie schicken dann mit symbolischen Armbewegungen das Licht in die Welt, überall dorthin, wo es gebraucht wird.
Ein Kind pustet die Kerze aus, und alle schauen dem Rauch nach, bis er nicht mehr zu sehen ist.

Herzritual

Übung 8

Material:
Kerze, Feuerzeug

Ausführung:
Die Kinder sitzen im Kreis, in der Kreismitte steht eine brennende Kerze. Die Kinder schauen in das Licht der Kerze und legen ihre Hände auf ihr Herz. Sie hören folgenden Text:

Das sagen Sie:
Schaue in die Kerze.
Lasse das Licht der Kerze in dein Herz strömen.
Spüre, wie dein Herz hell und warm wird.
Wenn du dich hell und kraftvoll fühlst, schicke das Licht von deinem Herzen zu einem Kind hier im Raum. Vielleicht spürst du auch, wie Licht von einem Kind zu dir geschickt wird? Anschließend strecke dich, rekle dich, reibe deine Hände aneinander, und klatsche in die Hände.

Die Kinder können erzählen, wem sie das Licht geschickt haben und ob sie Licht von anderen Kindern bekommen haben.

Ältere Kinder und Kinder, die schon längere Zeit das Herzritual geübt haben, können angeregt werden, zuerst Licht zu Menschen zu schicken, die sie gern haben, dann auch Licht zu Menschen zu schicken, die sie nicht so gern haben, vielleicht einem Kind, mit dem sie sich öfter streiten.

Übung mit der Klangschale

Material:
Klangschale

Ausführung:
Die Kinder sitzen im Kreis oder auf ihrem Platz im Klassenraum. Sie lauschen dem Ton der Klangschale und finden dabei mit geschlossenen Augen Körperteile, die Sie vorgeben, wie z.B.:

„*Lege deine Hände auf die Knie, lege sie auf die Schultern, auf den Kopf, strecke die Arme, und lege die Handflächen über dem Kopf aneinander, lege die Hände auf die Ohren, lege eine Hand auf die Stirn, eine auf das Kinn …*".

Haben die Kinder diese Übung öfter ausgeführt, kann auch ein Kind die Anweisung geben und die Klangschale schlagen.

4. Kapitel: Förderung von Achtsamkeit, Dankbarkeit und Ruhe

Von der Bewegung zur Stille (S. 104)

(1/2)

Text	Bewegungen
Ich stampfe mit den Füßen, jetzt sind die Füße still.	Stampfe mit den Füßen auf den Boden. Dann stehe wieder still.
Ich klatsche in die Hände und boxe, wenn ich will.	Klatsche in die Hände klatschen, dann boxe in die Luft.
Ich kreise mit den Schultern, erst vor und dann zurück.	Kreise mit den Schultern vor und zurück.
Ich wackle mit den Hüften, schon spielt der Po verrückt.	Bewege die Hüften und den Po.

4. Kapitel: Förderung von Achtsamkeit, Dankbarkeit und Ruhe

Von der Bewegung zu der Stille

(2/2)

Text	Bewegungen
Jetzt tanzt der ganze Körper, macht einfach, was er will.	Bewege den ganzen Körper.
Doch höre ich die Trommel, bin ich mucksmäuschenstill.	Bleibe beim Trommelschlag still stehen.
Ich stell mir eine Wolke vor, die trägt mich ganz weit fort.	Setze dich auf den Stuhl oder ein Sitzkissen, und schließe die Augen.
Sie trägt mich hoch, hoch durch die Luft, zu einem schönen Ort.	Stelle dir vor, wohin dich die Wolke trägt.

© Petra Proßowsky

Kapitel 5:

Massage und Entspannung

Massagen und Entspannungsübungen geben den Kindern ein Gefühl von Sicherheit und Geborgenheit. Kinder brauchen Oasen der Ruhe, um sich von anstrengenden Lernphasen zu erholen. Sie brauchen auch Raum, um die Informationsflut, die auf sie einströmt, zu verarbeiten. Entspannungsübungen geben ihnen die Möglichkeit, ganz sie selbst zu sein und sich nicht im Alltagsstress zu verlieren. Entspannen ist eine wichtige Voraussetzung für alle Formen des Lernens. Es gibt verschiedene Möglichkeiten, die Kinder zur Entspannung zu führen: Durch Rückenmassagen, durch Bewegung mit anschließender Entspannung, durch Entspannungsgeschichten oder Streichelspiele oder durch ruhige Musik und Klänge.

Anwendungsbereiche:
- zwischen anstrengenden Unterrichtsphasen
- nach konzentriertem Lernen
- nach Streitigkeiten und Konflikten
- zur Schaffung eines guten Lernklimas

Fast alle folgenden Massagen führen die Kinder zu zweit durch. Bitte achten Sie darauf, dass sich die Kinder an folgende Regeln halten:
- Die Massage soll guttun!
- Wenn etwas nicht in Ordnung ist, sagt das Kind, was stört!
- Die Wirbelsäule wird nur gestreichelt!
- Ein Kind liegt auf dem Boden oder legt am Platz sitzend den Kopf auf die Arme.

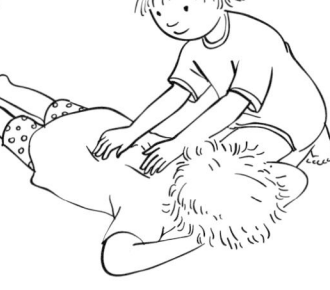

5. Kapitel: Massage und Entspannung

Gesichtsmassage

Ausführung:
Die Kinder sitzen auf ihrem Platz im Klassenraum oder im Kreis und folgen den Anweisungen.

Das sagen Sie:
Lege die Finger auf die Stirn, und streiche die Stirn zu den Seiten aus. Streiche mit den Zeigefingern die Augenbrauen aus. Lege die Daumenrücken auf die Wangen, und streiche sie zu den Seiten aus. Lege die Finger auf das Kinn und die Daumen unter das Kinn. Streiche das Kinn mit den Fingern aus. Streiche mit den Fingern den Hals aus. Beschreibe mit den Zeigefingern Kreise um die Ohren herum. Zupfe mit Daumen und Zeigefingern sanft an den Ohrläppchen. Reibe die Handflächen aneinander, und lege die warmen Hände auf die Augen. Entspanne dich so noch einen Moment.

Die Tigermassage

Übung 1

Das sagen Sie:
Der kleine Tiger schleicht herum, schaut sich nach seinen Freunden um. Möchte gerne Fußball spielen und dabei auf Tore zielen. Manchmal streckt der kleine Tiger einfach seine müden Glieder. Der kleine Tiger kann auch springen, wird ihm ein weiter Sprung gelingen? Abends wird der Tiger still, weil er sich ausruhen will. Legt sich unter einen Baum und träumt einen Tigertraum.

 Kopiervorlage siehe Seite 116

Die Geschenkmassage

Übung 2

Das sagen Sie:
*Nun ist es wieder mal soweit!
In der kalten Winterzeit
möchte ich dir etwas schenken
und an die Gesundheit denken.
Ich streichle deinen Rücken aus.
Klopf den ganzen Stress heraus.
Knete die Schultern warm und weich.
Streichle auch die Arme gleich.
Ich mal dir warme Sonnenstrahlen,
kann auch bunte Blumen malen.
Ich wünsche dir Freude, Glück und Mut.
Spürst du die Wärme?
Tut sie dir gut?*

 Kopiervorlage siehe Seite 117

Auf dem Baum

Das sagen Sie:
Ich klettere auf einen Baum, möcht' gern von oben runterschauen. Halt mich ganz fest, halt mich ganz fest, erreiche so das Vogelnest. Die Vögel kriegen einen Schreck und fliegen alle ganz weit weg. „Ich wollte euch doch nicht vertreiben, ihr könnt doch gern im Nest hier bleiben", rufe ich den Vögeln zu. Doch sie wollen einfach ihre Ruh. Dann springe ich hinab ins Gras, das Gras ist pitsche, patsche nass. Ich gehe durch das Gras nach Haus und ziehe Schuh und Strümpfe aus. Rubble meine Füße trocken, und wärme sie in dicken Socken.

 Kopiervorlage siehe Seite 118

5. Kapitel: Massage und Entspannung

Der Elefant

Das sagen Sie:
Der Elefant stampft jetzt zum Fluss, weil er sich mal waschen muss. Steckt den Rüssel in das Wasser, macht den Rücken immer nasser. Als er wieder gehen will, ruft seine Mutter: „Halt mal still, auf deinem Rücken ist noch Dreck. Sie wäscht ihn nun mit einem Schwamm und kämmt ihn aus mit einem Kamm.

Sie reibt ihn trocken und merkt dann, dass er so nicht bleiben kann. Da stecken Dornen in der Haut. Sie schimpft mit ihm und zwar sehr laut. Doch dann zieht sie die Dornen raus, und jetzt ist die Geschichte aus.

 Kopiervorlage siehe Seite 119

Massage für Menschen, die du gern hast

Das sagen Sie:
*Nun möchte ich dir etwas schenken und voll Liebe an dich denken.
Achtsam streichle ich dich nun, möchte dir etwas Gutes tun.
Neben den Wirbeln rauf und runter, der Rücken ist jetzt frisch und munter.
Schließe die Augen, sei entspannt, meine Hände klopfen am Rückenrand.
Dann knete ich deine Schultern warm und streichle danach deinen Arm.*

*Auch der linke Arm kommt dran, damit auch er entspannen kann.
Stress und Kummer massier' ich fort und führe dich zu einem warmen Ort.
Hier wirst du Entspannung finden und Stress und Hektik überwinden.
Genieße die Ruhe für diesen Moment, und spüre das Feuer, das in dir brennt.*

 Kopiervorlage siehe Seite 120/121

Fische im Meer

Das sagen Sie:
Fische schwimmen hin und her im riesengroßen, weiten Meer. Plötzlich taucht ein Haifisch auf, er hat einen leeren Bauch! Die Fische kriegen einen Schreck und schwimmen schnell in ihr Versteck. Der Hai muss leider hungrig bleiben und sich so die Zeit vertreiben. Da schwimmt er wieder raus aufs Meer, und die

Fische freuen sich so sehr. Sie tauchen fröhlich auf und unter, tanzen und sind frisch und munter. Wenn die Sonne untergeht und der Mond am Himmel steht, ruhen sich die Fische aus, und ich leg meine Hände auf.

 Kopiervorlage siehe Seite 122

Regen

Das sagen Sie:
Regen tropft, Regen klopft, Regen fällt, auf die Welt. Der Himmel weint, die Sonne scheint einfach so. Der Himmel ist froh.

 Kopiervorlage siehe Seite 123

5. Kapitel: Massage und Entspannung

Der Frosch

Das sagen Sie:
Ein Frosch hüpft durch das grüne Gras, das macht ihm riesengroßen Spaß. Er springt gern in den kleinen See, planscht mit der schönen Wasserfee. Die Lotosblume wird jetzt wach, fragt: „Was macht ihr für einen Krach?" Sie faltet die Blütenblätter auf, der Wind schickt einen sanften Hauch. Er wiegt die Blume hin und her, am Ufer tanzt der dicke Bär. Der Frosch schaut ihm beim Tanzen zu, legt sich auf einem Blatt zur Ruh. Die Lotosblume schläft jetzt auch, spürt noch vom Wind den sanften Hauch.

 Kopiervorlage siehe Seite 124

Rückenmassage

Material:
Igelbälle, Bürsten, Pinsel, Luftballons …

Ausführung:
Je zwei Kinder massieren sich ohne weitere Anleitung mit Igelbällen, Bürsten, Pinseln, Luftballons oder anderen geeigneten Utensilien den Rücken. Sie können auch mit den Händen „Geschichten" auf den Rücken malen.

Kreismassage

Ausführung:
Bei der Kreismassage wird die Gruppe in zwei gleich große Gruppen aufgeteilt. Die erste Teilgruppe setzt sich in den Kreis. Diese Kinder bilden den Innenkreis. Hinter jedes Kind setzt sich nun ein Kind aus der zweiten Teilgruppe. Diese Kinder bilden den Außenkreis. Die Kinder aus dem Außenkreis massieren die Kinder aus dem Innenkreis. Ein Kind beginnt und erzählt eine Geschichte. Mit den Händen macht es dazu die entsprechenden Massagebewegungen. Alle Kinder des Außenkreises machen das Gleiche bei ihrem Partnerkind aus dem Innenkreis. Nach drei bis vier Sätzen rutschen alle Kinder des Außenkreises einen Platz weiter nach rechts zum nächsten Kind im Innenkreis. Das im Uhrzeigersinn sitzende Kind im Außenkreis erzählt die Geschichte weiter, mit den entsprechenden Massagebewegungen. So wird die Massage fortgesetzt, bis alle Kinder aus dem Außenkreis jedes Kind aus dem Innenkreis massiert haben. Dann wird gewechselt. Der Innenkreis wird nun Außenkreis, und der Außenkreis wird zum Innenkreis.

Mein Körper

Das sagen Sie:
*Mein Körper ist ein Wunderwerk, ja das weiß doch jeder Zwerg. Von dem Kopf bis zu den Füßen, ist er achtsam zu behüten.
Bewegung gibt dir Kraft und Mut und tut deinem Körper gut. Die Muskeln geben dir viel Kraft, und ohne Kraft bist du geschafft. Halt Bauch- und Rückenmuskeln stark, und du gehst aufrecht durch den Tag.
Bist du körperlich ganz fit, machen Muskeln, Herz und Lunge mit. Gutes Essen ist auch wichtig, Obst und Gemüse ist genau richtig. Atme täglich ganz tief ein, denn viel Sauerstoff muss sein.
Beachte diese Regeln nun und du wirst dir nur Gutes tun.*

 Kopiervorlage siehe Seite 125

5. Kapitel: Massage und Entspannung

Ruhig und fest wie ein Berg

(Yoga-)Übungen:
Berg, Sonne, Holzfäller

Ausführung:
Die Kinder lernen den Text durch Vor- und Nachsprechen der einzelnen Zeilen. Sie führen dazu die entsprechenden Bewegungen aus.

Das sagen Sie:
Ich bin ruhig und fest wie ein Berg, hell wie die Sonne, ich sammle Kraft und Licht, lasse alles los, was mich stört, und stehe wieder ruhig und fest wie ein Berg.

 Kopiervorlage siehe Seite 126

Entspannung zum Vers: Ruhig und fest wie ein Berg

Material:
ggf. Matten

Ausführung:
Die Kinder legen sich auf den Rücken oder setzen sich entspannt an ihren Platz.

Das sagen Sie:
Lege oder setze dich entspannt hin, lege deine Hände auf den Bauch, und stelle dir warmes Sonnenlicht vor. Dein Bauch wird ganz warm, und du spürst Kraft im Bauch.
Lasse die Kraft und die Wärme in deinen ganzen Körper strömen. Spüre Kraft und Wärme in deinen Beinen, in deinen Armen, in den Schultern, im Rücken, im Kopf, im ganzen Körper. Strecke dich wieder, bewege deine Hände, deine Füße, deine Arme, deine Beine, den ganzen Körper, und werde wieder richtig wach.

Entspannungsgeschichte – Der Sorgenballon

Material:
Decken, ggf. Entspannungsmusik und CD-Player

Ausführung:
Die Kinder legen sich entspannt auf eine Decke, oder sie legen den Kopf auf den Tisch. Sie hören eine Geschichte, die sie für einen Moment fortträgt oder anregt, alle Sorgen in einen Sorgenballon zu packen. Die Geschichte kann sie auch auf einem Regenbogen die vielen Farben erleben lassen oder ans Meer einladen, wo ihnen die Wellen eine Geschichte erzählen.

Das sagen Sie:
Stelle dir vor, du liegst auf einer Wiese unter einem großen, starken Baum. Die Sonne wärmt dich. Ein sanfter Wind weht über dein Gesicht und streichelt dich zart. Du fühlst dich wohl, ganz entspannt und frei. Wenn dich aber doch noch einige Sorgen, Ängste und Probleme quälen, dann rufe den Sorgenballon. In diesem Ballon kannst du alles, was dich stört und beängstigt, alles, was du nicht magst, hineinpusten. Bei jeder Ausatmung puste eine deiner Sorgen in den Ballon. Der Ballon nimmt alles auf, was dich bedrückt und traurig macht. Der Ballon kann nicht platzen, er ist elastisch und dehnbar. All deine Sorgen, Probleme und Ängste passen hinein. Stell dir vor, du verschließt den Ballon und schickst ihn dann ganz weit fort und schaust ihm nach. Genieße es für einen Moment. (An dieser Stelle können Sie leise Musik einspielen.)
Bewege dich langsam wieder, zuerst nur deine Finger, dann die Zehen, jetzt die Arme, die Beine, dehne dich, und strecke dich, und werde wieder wach und munter. Wie fühlst du dich jetzt?

5. Kapitel: Massage und Entspannung

Entspannungsgeschichte – Der Angstfresser

Material:
Decken, ggf. Entspannungsmusik und CD-Player

Ausführung:
Die Kinder legen sich entspannt auf eine Decke, oder sie legen den Kopf auf den Tisch. Sie hören eine Geschichte, die sie für einen Moment fortträgt oder anregt, alle Ängste zu vergessen.

Das sagen Sie:
Du liegst im grünen Gras und schaust zum hellblauen Himmel. Die Sonne wärmt dich, Vögel singen, und Bienen summen. Du atmest den Duft der Blumen ein und fühlst dich wohl. Plötzlich fallen dir deine Sorgen wieder ein: Hast du deine Hausaufgaben richtig gemacht? Bist du gut genug vorbereitet für den morgigen Test in der Schule? Hoffentlich blamierst du dich nicht, weil du noch nicht so gut lesen kannst! Hoffentlich lacht dich niemand aus …! (Hier kann erwähnt werden, was den Kindern Angst und Sorgen macht.) *Du hörst es neben dir plätschern. Im Fluss bewegt sich ein Krokodil. Es ist ein ganz besonderes Krokodil, ein gutes Krokodil. Keine Angst, es will dir nichts tun, es hat Hunger auf Sorgen, Kummer und auf Ängste. Es frisst gern die Probleme und Ängste der Kinder auf. Es sperrt weit sein Maul auf, damit es all deine Sorgen und Ängste verschlingen kann. All das, was dich stört und dich bedrückt, kannst du ins Krokodilmaul legen. Das Krokodil frisst alles auf und legt sich anschließend faul wie ein Baumstamm in den Fluss. Ab und zu blubbert es Blasen in den Fluss. Dann verschwindet es plötzlich und treibt im Wasser davon. Es freut sich, wenn es dir besser geht und es dir helfen konnte, deine Ängste und deine Sorgen zu vertreiben oder gar ganz aufzulösen.* (An dieser Stelle kann leise Musik eingespielt werden, evtl. Wasserplätschern.) *Bewege dich langsam wieder, strecke deine Finger, und bilde dann Fäuste, spreize deine Zehen, und kralle sie zusammen, bewege die Beine, die Arme, den ganzen Körper, und werde wieder so richtig wach. Konntest du dem Krokodil deine Ängste und Sorgen ins Maul geben? Fühlst du dich besser?*

Das Shantispiel

Übung 3

Material:
ein Klanginstrument (ggf. ein Shanti)

Ausführung:
Die Kinder sitzen im Kreis oder auf ihrem Platz im Klassenraum. Sie schließen die Augen. Ein Kind bekommt die Shanti (ein Glockenspiel) und geht damit leise herum, nur die Shanti tönt. Wenn es die Shanti einem anderen Kind nahe ans Ohr hält, steht dieses Kind auf, nimmt die Shanti und geht nun leise herum.
Das andere Kind geht leise an seinen Platz zurück.

Der Schmetterling

Übung 4

Material:
ein Schmetterling aus Papier, Stoff oder Federn oder ein Chiffontuch zum Streicheln

Ausführung:
Die Kinder sitzen im Kreis oder auf ihrem Platz im Klassenraum, sie schließen die Augen. Ein Kind geht mit einem Papierschmetterling herum und streichelt die anderen Kinder sanft. Nach einiger Zeit gibt es den Schmetterling an ein anderes Kind weiter, das ruhig und entspannt auf seinem Platz sitzt. Das andere Kind streichelt nun und gibt nach einiger Zeit den Schmetterling auch weiter.

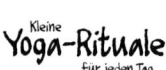

Das Froschspiel

Übung 5

Material:
Stofftier, das z.B. Tiergeräusche macht

Ausführung:
Dies Spiel wird gespielt wie das Schmetterlingsspiel. Der Frosch erzeugt einen Ton, wenn er gedrückt wird. Sie können auch andere Kuscheltiere oder weiche Tücher zum Streicheln benutzt werden.

Entspannung mit Elementen aus dem Yoga nidra

Material:
Federn zum Streicheln

Yoga nidra bedeutet Schlaf der Yogis und ist eine wissenschaftlich erprobte Methode, die zur Beruhigung und Entspannung führt. Die Aufmerksamkeit wird auf den Körper gelenkt. Die Kinder lernen einen Weg durch den Körper und richten die Aufmerksamkeit immer auf die genannten Körperteile. So bleibt keine Zeit, um störenden Gedanken und Emotionen nachzugehen. Die Übung wirkt natürlich auch bei Erwachsenen und kann auch Pädagogen eine gute Entspannungsmöglichkeit geben.

Ausführung:
Zur Einführung ist es gut, die Übung in Partnerarbeit zu machen. Je zwei Kinder finden sich zusammen. Ein Kind legt sich entspannt auf den Rücken, das andere Kind streichelt die genannten Körperteile mit einem Kuscheltier, dem Zeigefinger oder wie in folgender Geschichte mit einer Feder. Dann tauschen sie die Rollen. Dabei sollte immer der gleiche Weg beschrieben werden.
Ältere Kinder und Kinder mit ausreichend Erfahrung mit dieser Entspannung können selbst den Weg mit dem inneren Blick beschreiben. Sie legen sich dann entspannt auf den Rücken und stellen sich vor, wie der Vogel sie mit den Zauberfedern streichelt.

Beispiel:
Stelle dir vor, du liegst am Meer im warmen Sand. Du hörst den Wellen zu. Sie spülen an den Strand und gehen wieder hinaus ins Meer. Plötzlich taucht ein bunter Zaubervogel auf. Er kommt von weit her und setzt sich neben dich. Er streichelt dich mit seinen Zauberfedern, und das gibt dir Ruhe und Geborgenheit. Er streichelt den Daumen deiner linken Hand, den Zeigefinger, Mittelfinger, Ringfinger, den kleinen Finger. Er streichelt deine Hand, deinen Arm, die Schulter, an der linken Körperseite entlang zur Hüfte, zum Oberschenkel, streichelt dein Knie, deinen Unterschenkel, deinen Fuß, die kleine Zehe, alle Zehen, den großen Zeh. Nun ruht er sich einen Moment aus. Dann hüpft er an deine rechte Körperseite, streichelt den Daumen der rechten Hand, den Zeigefinger, Mittelfinger, Ringfinger, den kleinen Finger. Er streichelt deine Hand, deinen Arm, die Schulter, an der rechten Körperseite entlang zur Hüfte, zum Oberschenkel, streichelt dein Knie, deinen Unterschenkel, deinen Fuß, die kleine Zehe, alle Zehen, den großen Zeh. Er streichelt deinen Bauch, deine Stirn und verabschiedet sich wieder. Du schaust ihm nach und überlegst, wohin er wohl fliegt.

5. Kapitel: Massage und Entspannung

Die Tigermassage (S. 110)

Text	Massagebewegungen
Der kleine Tiger schleicht herum,	Drücke die Fingerkuppen an den Rücken.
schaut sich nach seinen Freunden um.	Lege die Handflächen auf den Rücken, und bewege sie hin und her.
Möchte gerne Fußball spielen	Drücke die Fäuste an den Rücken.
und dabei auf Tore zielen.	Streiche mit den Fingern neben der Wirbelsäule hoch und an den Seiten wieder herunter.
Manchmal streckt der kleine Tiger	Streiche mit den Handkanten diagonal über den Rücken.
einfach seine müden Glieder.	Streiche den Rücken aus.
Der kleine Tiger kann auch springen,	Knete die Schultern.
wird ihm ein weiter Sprung gelingen?	Streiche die Schultern aus.
Abends wird der Tiger still,	Lege die Unterarme rechts und links neben der Wirbelsäule auf, und …
weil er sich ausruhen will.	ziehe sie nach außen.
Legt sich unter einen Baum	Beschreibe mit den Handflächen Kreise.
und träumt einen Tigertraum.	Spreize die Finger, und streiche damit den Rücken aus. Reibe die Handflächen aneinander, und lege die warmen Hände auf.

© Petra Proßowsky

Die Geschenkmassage (S. 110)

Text	Massagebewegungen
Nun ist es wieder mal soweit!	Streiche den Rücken aus.
In der kalten Winterzeit	Male mit den Handflächen Kreise.
möchte ich dir etwas schenken	Lege die Unterarme auf, und streiche von der Mitte zu den Seiten.
und an die Gesundheit denken.	Streiche mit den Fingern von oben nach unten.
Ich streichele deinen Rücken aus.	Streiche den Rücken zu allen Seiten aus.
Klopf den ganzen Stress heraus.	Klopfe den Rücken mit den Fingerkuppen ab.
Knete die Schultern warm und weich.	Knete die Schultern.
Streichele auch die Arme gleich.	Streiche die Arme aus.
Ich mal dir warme Sonnenstrahlen,	Streiche mit allen Fingern über den Rücken.
kann auch bunte Blumen malen.	Male mit den Zeigefingern Blumen.
Ich wünsche dir Freude, Glück und Mut.	Reibe die Handflächen aneinander.
Spürst du die Wärme? Tut sie dir gut?	Lege die warmen Hände auf.

© Petra Proßowsky

5. Kapitel: Massage und Entspannung

Auf dem Baum (S. 110)

Text	Massagebewegungen
Ich klettere auf einen Baum,	Tippe mit den Fingern den Rücken hinauf.
möchte gern von oben runterschauen.	Streiche den Rücken von oben nach unten aus.
Halt mich ganz fest, halt mich ganz fest,	Knete die Schultern.
erreiche so das Vogelnest.	Streiche die Schultern aus.
Die Vögel kriegen einen Schreck	Streiche den Rücken zu den Seiten aus.
und fliegen alle ganz weit weg.	Zupfe mit den Fingern.
„Ich wollte euch doch nicht vertreiben,	Male Kreise auf den Rücken.
ihr könnt doch gern im Nest hier bleiben",	Streiche die Schultern aus.
rufe ich den Vögeln zu.	Male Wellenlinien auf den Rücken.
Doch sie wollen einfach ihre Ruh.	Lege die Hände auf.
Dann springe ich hinab ins Gras,	Drücke die Fingerkuppen auf den Rücken.
das Gras ist pitsche, patsche nass.	Patsche mit den Handflächen auf den Rücken.
Ich gehe durch das Gras nach Haus	Tippe mit den Zeige- und Mittelfingern abwechselnd.
und ziehe Schuh und Strümpfe aus.	Streiche den Rücken von oben nach unten.
Rubble meine Füße trocken	Kreise mit den Fäusten.
und wärme sie in dicken Socken.	Reibe die Handflächen aneinander, und lege sie auf.

© Petra Proßowsky

Der Elefant (S. 111)

Text	Massagebewegungen
Der Elefant stampft jetzt zum Fluss,	Drücke die Fäuste auf den Rücken.
weil er sich mal waschen muss.	Male mit den Fäusten Kreise auf den Rücken.
Steckt den Rüssel in das Wasser,	Streiche den Rücken mit der flachen Hand von oben nach unten aus.
macht den Rücken immer nasser.	Streiche mit den Fingern auf und ab.
Als er wieder gehen will,	Streiche den Rücken zu den Seiten aus.
ruft seine Mutter: „Halt mal still,	Knete die Schultern.
auf deinem Rücken ist noch Dreck.	Streiche die Schultern aus.
Sie wäscht ihn nur mit einem Schwamm	Kreise mit der Faust.
und kämmt ihn aus mit einem Kamm.	Streiche mit den Fingernägeln von oben nach unten.
Sie reibt ihn trocken und merkt dann,	Streichle sanft mit den Handflächen.
dass er nicht so bleiben kann.	Streiche den Rücken aus.
Da stecken Dornen in der Haut.	Drücke die Zeigefingerkuppen an den Rücken.
Sie schimpft mit ihm und zwar sehr laut.	Knete die Schultern.
Doch dann zieht sie die Dornen raus,	Zupfe mit den Fingern.
und jetzt ist die Geschichte aus.	Reibe die Hände aneinander, und lege die warmen Handflächen auf.

© Petra Proßowsky

Massage für Menschen, die du gern hast (S. 111)

(1/2)

Text	Massagebewegungen
Nun möchte ich dir etwas schenken und voll Liebe an dich denken.	Streiche zu Beginn mit der glatten Hand leicht den Rücken aus.
Achtsam streichle ich dich nun, möchte dir etwas Gutes tun.	Streichele mit den glatten Händen kreisend über den Rücken.
Neben den Wirbeln rauf und runter, der Rücken ist jetzt frisch und munter.	Gehe mit den Fäusten neben der Wirbelsäule rauf und runter.
Schließe die Augen, sei entspannt, meine Hände klopfen am Rückenrand.	Klopfe mit den Fäusten sanft den Rückenrand rauf und runter ab.
Dann knete ich deine Schultern warm und streichle danach deinen Arm.	Knete mit den Händen die Schulterblätter und streichele anschließend den rechten Arm.

Massage für Menschen, die du gerne hast

(2/2)

Text	Massagebewegungen
Auch der linke Arm kommt dran, damit auch er entspannen kann.	Streichele mit der glatten Handfläche den linken Arm.
Stress und Kummer massier' ich fort und führe dich zu einem warmen Ort.	Streiche mit der glatten Handfläche den Rücken aus.
Hier wirst du Entspannung finden und Stress und Hektik überwinden.	Kreise mit den Handflächen über den Rücken.
Genieße die Ruhe für diesen Moment, und spüre das Feuer, das in dir brennt.	Reibe die Handflächen kräftig aneinander, und lege sie auf den Rücken auf.

© Ilona Holterdorf

5. Kapitel: Massage und Entspannung

Fische im Meer (S. 111)

Text	Massagebewegungen
Fische schwimmen hin und her	Lege die Handflächen aneinander.
im riesengroßen, weiten Meer.	Streiche mit den Handaußenkanten über den Rücken.
Plötzlich taucht ein Haifisch auf,	Knete die Schultern.
er hat einen leeren Bauch!	Streiche die Schultern aus.
Die Fische kriegen einen Schreck	Lege die Handflächen aneinander.
und schwimmen schnell in ihr Versteck.	Streiche mit den Handaußenkanten von oben nach unten.
Der Hai muss leider hungrig bleiben	Knete die Schultern.
und sich so die Zeit vertreiben.	Streiche die Schultern aus.
Da schwimmt er wieder raus aufs Meer,	Male Wellen auf den Rücken.
und die Fische freuen sich so sehr.	Streiche den Rücken aus.
Sie tauchen fröhlich auf und unter,	Lege die Handflächen aneinander, und streiche mit den Außenkanten auf dem Rücken auf und ab.
tanzen und sind frisch und munter.	Bewege die Handaußenkanten im Kreis.
Wenn die Sonne untergeht	Streiche mit den Fingerkuppen von oben nach unten.
und der Mond am Himmel steht,	Male einen Kreis auf den Rücken.
ruhen sich die Fische aus,	Reibe die Hände aneinander.
und ich leg meine Hände auf.	Lege die warmen Hände auf.

© PetraProßowsky

Regen (S. 111)

Text	Massagebewegungen
Regen tropft,	Tippe mit den Fingerkuppen über den Rücken.
Regen klopft,	Beuge die Finger, und klopfe mit den Gelenken.
Regen fällt	Krabble mit den Fingerkuppen über den Rücken.
auf die Welt.	Lege die Handflächen auf.
Der Himmel weint,	Streiche mit den Fingern auf und ab.
die Sonne scheint	Streiche den Rücken zu allen Seiten aus.
einfach so.	Klopfe den Rücken mit den Handflächen aus.
Der Himmel ist froh.	Reibe die Hände aneinander, und lege die warmen Handflächen auf.

© Petra Proßowsky

5. Kapitel: Massage und Entspannung

Der Frosch (S. 112)

Text	Massagebewegungen
Ein Frosch hüpft durch das grüne Gras,	Drücke die Fingerkuppen fest an den Rücken.
das macht ihm riesengroßen Spaß.	Streiche den Rücken aus.
Er springt gern in den kleinen See,	Male Wellenlinien auf den Rücken.
planscht mit der schönen Wasserfee.	Patsche mit den Handflächen auf den Rücken.
Die Lotosblume wird jetzt wach,	Streiche mit den Zeigefingern neben der Wirbelsäule hoch und mit allen Fingern an der Seite herunter.
fragt: „Was macht ihr für einen Krach?"	Knete die Schultern.
Sie faltet die Blütenblätter auf,	Male Blume auf den Rücken.
der Wind schickt einen sanften Hauch.	Streiche mit den Fingern auf und ab.
Er wiegt die Blume hin und her,	Lege die Handflächen auf, und bewege sie hin und her.
am Ufer tanzt der dicke Bär.	Drücke die Fäuste an den Rücken.
Der Frosch schaut ihm beim Tanzen zu,	Drücke die Fingerkuppen an den Rücken.
legt sich auf einem Blatt zur Ruh.	Streiche den Rücken zu den Seiten aus.
Die Lotosblume schläft jetzt auch,	Male mit den Handflächen Kreise auf den Rücken.
spürt noch vom Wind den sanften Hauch.	Reibe die Handflächen aneinander, und lege die warmen Hände auf.

© Petra Proßowsky

Mein Körper (S. 112)

Text	Massagebewegungen
Mein Körper ist ein Wunderwerk, ja das weiß doch jeder Zwerg.	Streichele zu Beginn mit der glatten Hand leicht den Rücken aus.
Von dem Kopf bis zu den Füßen, ist er achtsam zu behüten.	Streichele mit den glatten Händen kreisend über den Rücken.
Bewegung gibt dir Kraft und Mut und tut deinem Körper gut.	Streiche mit den Handkanten diagonal von oben nach unten.
Die Muskeln geben dir viel Kraft, und ohne Kraft bist du geschafft.	Drücke leicht neben der Wirbelsäule mit den Fäusten mehrmals rauf und runter.
Halt Bauch- und Rückenmuskeln stark, und du gehst aufrecht durch den Tag.	Drücke mit den Fäusten kreuz und quer vorsichtig auf den Rücken.
Bist du körperlich ganz fit, machen Muskeln, Herz und Lunge mit.	Drücke kreisend die Fingerkuppen auf den Rücken rauf und runter.
Gutes Essen ist auch wichtig, Obst und Gemüse ist genau richtig.	Streiche mit der glatten Handfläche den Rücken aus.
Atme täglich ganz tief ein, denn viel Sauerstoff muss sein.	Streiche mit der glatten Handfläche den ganzen Rücken aus.
Beachte diese Regeln nun und du wirst dir nur Gutes tun.	Die Handflächen kräftig aneinander reiben und auf den Rücken auflegen. Die Handflächen nochmals aneinader warm reiben und nochmals auf den Rücken legen.

© Ilona Holterdorf

5. Kapitel: Massage und Entspannung

Ruhig und fest wie ein Berg (S. 113)

Text	Bewegungen
Ich bin ruhig und fest wie ein Berg,	Stehe aufrecht und fest wie ein Berg, und zähle bis sieben.
hell wie die Sonne,	Springe in die Stellung der Sonne, und zähle bis sieben.
ich sammle Kraft und Licht,	Mache sieben große Armkreise.
lasse alles los, was mich stört,	Strecke die Arme nach oben, verschränke die Finger, und mache siebenmal die Übung des Holzfällers: Grätsche die Beine. Hebe die Arme, und strecke sie nach oben. Verschränke die Finger ineinander. Dehne dich kraftvoll in die Länge. Dann beuge dich kraftvoll vor und atme laut aus „Haaah". Wiederhole die Übung einige Male. Stehe wieder ruhig und fest wie ein Berg.
und stehe wieder ruhig und fest wie ein Berg.	Springe in die Stellung Berg, lege die Hände in die Grußhaltung, und zähle bis sieben. Wiederhole den Ablauf. Du kannst auch eine andere Zahl wählen, bis zu der du bei den Übungen zählst. Anschließend entspanne dich.

© Petra Proßowsky

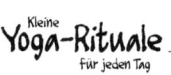

Kapitel 6:
Selbstreflexion, Eigenmotivation, Selbstständigkeit und Kreativität

Die Ideen dieses Kapitels sind besonders für Kinder geeignet, die bereits Erfahrung mit Yoga sammeln konnten und die Namen der Yoga-Übungen und deren Ausführung beherrschen. Kinder erlernen Yoga-Haltungen schnell und erkennen nach kurzer Zeit auch, welche Übung ihnen guttut. So suchen nicht nur mit Yoga und Entspannungstechniken vertraute Kinder häufig selbst Haltungen, die ihnen das Abschalten von der Außenwelt ermöglichen, sondern auch verhaltensauffällige und hyperaktive Kinder. Sollte ein hyperaktives oder nervöses Kind mal den Kopf hängen lassen und unter seinen Stuhl schauen, kann dies auch erholsam sein. Das Kind zieht sich kurzzeitig zurück und beruhigt sich so. Es wiederholt die Erfahrungen, die es in den Yoga-Stellungen „Schildkröte", „Maus", „Schnecke" sammelt. Es löst sich von äußeren Reizen, die zu ständigem Herumschauen, Herumzappeln und Agieren animieren. Wie eine Schildkröte oder Schnecke zieht sich das Kind für einen Moment zurück, um danach wieder aufnahmebereit für den Lernstoff zu sein. Für leicht ermüdende Kinder, die eher zu ruhig oder gar „schlapp" sind, bieten sich z.B. die Übungen „Sonne", „Heldenstellung", „Kamel" oder auch „Vogel" an, um sie wieder in „Schwung zu bringen". So begreifen Kinder mit der Zeit, dass Übungen, bei denen der Körper vorgebeugt wird, sehr beruhigend wirken. Übungen, die den Körper in eine Rückbeuge bringen, wirken eher anregend. Die folgenden Übungen in diesem Kapitel sind besonders geeignet, um Kinder in ihrer Körperwahrnehmung und Selbsteinschätzung zu unterstützen.

Anwendungsbereiche:
- Schulung der Achtsamkeit für sich selbst und andere
- Entscheidungshilfe zur Auswahl der Übungsreihe
- Bewusstmachung der Wirkungen
- Unterstützung der Selbstständigkeit

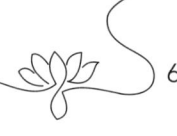

6. Kapitel: Selbstreflexion, Eigenmotivation, Selbstständigkeit und Kreativität

Affirmationssprüche zu einigen Yoga-Übungen

Die Affirmationssprüche sind rasch zu erlernen und vermitteln den Sinn und Zweck der jeweiligen Yoga-Übung. Die Kinder spüren oft intuitiv die Symbolik der Übungen. Die Affirmationssprüche haben alle das Ziel, die Konzentration während der Übung sowie die Sprache zu fördern und den eigenen Körper bewusster wahrzunehmen. Einzeln betrachtet verfolgen sie noch weitere Ziele, die hier jeweils separat mit aufgeführt sind:

→ **Affe**
Ziel: Kräftigung der Atmung, Entspannung
*Der Affe trommelt mit viel Lust
die Fäuste fröhlich auf die Brust.*

→ **Baum**
Ziel: Gleichgewicht, Konzentration
*Ich bin ein starker Baum und kann konzentriert
in die Weite schau'n.
Mein Gleichgewichtssinn wird trainiert,
und dadurch läuft alles wie geschmiert.*

→ **Blume**
Ziel: Mut, Gelassenheit, Kraft
*Sei wie die Blume im Frühlingswind.
Blühe auf, und erfreu' jedes Kind.*

→ **Boot**
Ziel: Mut, Gelassenheit, Kraft
*Fühl dich wie ein Boot im weiten Meer,
das Wasser trägt dich hin und her.
Und steigst du in das Boot hinein,
wirst du getragen von allein.
Das Boot wird getragen, und es trägt dich,
fühl dich geborgen, und fürchte dich nicht.*

→ **Brett**
Ziel: Motivation, Kraft
*Sei wie ein Brett, ganz fest und stark,
das gibt dir Kraft für den ganzen Tag.*

→ **Elefant**
Ziel: Koordination, Dehnen, Strecken
*Der Elefant ist groß und schwer,
er schwingt den Rüssel hin und her.
Dann greift er sich den weichen Sand
und wirft ihn auf das weite Land.*

→ **Frosch**
Ziel: Mut, Motivation, Kraft
*Der Frosch streckt gerne seine Beine.
Das Quaken kommt ganz von alleine.*

*Er springt gern in das kühle Wasser,
freut sich und wird immer nasser.*

→ **Hase**
Ziel: Durchblutung, Kräftigung, Konzentration
*Der Hase schnuppert Möhrenduft
und streckt die Ohren in die Luft.*

→ **Kamel**
Ziel: Atmung vertiefen, Selbstbewusstsein, Kraft
*Das Kamel ist ein kluges Tier,
lebt in der Wüste und nicht hier.
Trägt dich durch das weite Land,
durch den warmen Wüstensand.*

→ **Katze**
Ziel: Mobilität, Koordination
*Ich mach wie die Katze den Rücken rund,
dann auch mal hohl, das ist gesund.*

→ **Lotosblume**
Ziel: Aufrechte Haltung, Selbstbewusstsein
*Sei wie die schönste Blume der Welt,
die schön ist, weil die Wurzel sie hält.
Die Wurzeln sind tief unten im Schlamm,
geben ihr Kraft, dass sie aufblühen kann.*

→ **Mond**
Ziel: Dehnen
*Der Mond erhellt die dunkle Nacht,
so lange, bis der Tag erwacht.
Mal ist er rund, mal halb zu sehn,
beginnt der Tag, dann muss er gehn.*

→ **Palme**
Ziel: Gleichgewicht, Koordination
*Wie eine Palme möchte ich sein,
am Meer ganz einsam und ganz allein.
Der Meereswind, streicht sanft meine Blätter,
ich stehe ganz fest bei jedem Wetter.*

→ **Schildkröte**
Ziel: Dehnen, Ruhe, Gelassenheit
*Sei wie die Schildkröte in ihrem Haus,
zieh dich zurück, und ruhe dich aus.
Die Ruhe tut deinem Körper gut,
sie gibt dir Stärke, Kraft und auch Mut.*

→ **Schnecke 1**
Ziel: Gelassenheit, Dehnen
*Ich bin die Schnecke im Schneckenhaus
und strecke ganz weit meine Fühler aus.
Kommt dann irgendeine Gefahr,
mach ich mich ganz schnell wieder rar.*

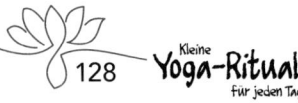

6. Kapitel: Selbstreflexion, Eigenmotivation, Selbstständigkeit und Kreativität

↦ Schnecke 2
Ziel: Selbstreflexion, Mut
Ich zieh mich zusammen ganz klein und still, weil ich in mich hineinhorchen will. Dann streck ich meine Fühler aus und geh in die weite Welt hinaus.

↦ Tiger
Ziel: Mobilität, Kraft, Koordiantion
*Sei wie ein Tiger stark und auch klug.
Strecke die Glieder, das gibt dir Mut.
Mach wie der Tiger den Rücken jetzt rund,
das Knie kommt zur Stirn, denn das ist gesund.
Strecke das Bein aus, der Rücken wird hohl,
übe das öfter, und du fühlst dich wohl.*

↦ Vogel
Ziel: Atmung vertiefen, Dehnen
*Ich flieg wie ein Vogel
ganz frei in der Luft
und spüre die Weite
tief in meiner Brust.*

↦ Vulkan
Ziel: Entspannung
*Fühlst du dich unruhig und voller Wut,
brodelst du innerlich, das ist nicht gut.
Wie ein Vulkan spuke alles heraus,
danach geht´s dir gut, probiere es aus.*

↦ Zwerg
Ziel: Kräftigung, aufrechte Haltung, Gleichgewicht
*Mache dich klein, so wie ein Zwerg,
Strecke dich dann, so wie ein Berg.*

↦ An- und Entspannungsübungen
Ziel: Entspannung, Gelassenheit
*Ich spann all meine Muskeln an und zieh mich zusammen, so gut ich kann.
Nach einer Weile lass ich los,
mein Körper ist jetzt weich und groß.*
(Wiederhole diese Übung dreimal. Bei jeder Anspannung kannst du leise bis 10 zählen.)

Meine Lieblingsübung

Ziel:
Förderung der Aufmerksamkeit gegenüber den Mitschülern bezogen auf die Yoga-Übungen.

Ausführung:
Die Kinder sitzen im Kreis. Der Reihe nach stellt jedes Kind seine Lieblingsübung vor und benennt diese. Anschließend stellt der Reihe nach ein Kind die Lieblingsübung eines beliebigen anderen Kindes vor. Das Spiel kann in weiteren Varianten stattfinden. Z.B. stellt jedes Kind die Lieblingsübung jenes Kindes vor, das direkt neben ihm sitzt. Alternativ suchen sie der Reihe nach ein Kind aus, dessen Übung sie imitieren. Dann fragen sie dieses Kind: „Welches ist meine Lieblingsübung?"

Welche Übung passt zu mir?

Ziel:
Reflektierte Zuordnung von Yoga-Übungen

Ausführung:
Ein Kind verlässt den Raum. Die übrigen Kinder überlegen gemeinsam, welche Übung sie diesem Kind zuordnen. Das Kind wird hereingebeten und erfragt die Übung, z.B. mit den Fragen: „Stehe ich auf einem Bein?", „Habe ich Flügel?", „Esse ich gerne Honig?", usw.
Hat das Kind die richtige Übungsstellung gefunden, führt es diese aus.
Im Anschluss daran kann das Kind fragen, warum diese Übung ausgesucht wurde und warum die anderen glauben, dass diese Übung besonders gut zu ihm passt.
Dann wählt es ein Kind aus, das nun den Raum verlässt und so das Spiel fortsetzt.

6. Kapitel: Selbstreflexion, Eigenmotivation, Selbstständigkeit und Kreativität

Übungsfolgen

Die hier aufgeführten Übungsfolgen haben das Ziel, bestimmte Befindlichkeiten auszudrücken und die Selbsteinschätzung zu fördern.

Katze – Kobra – Tiger – Schnecke (Rückenschule)

Ausführung:
Die Kinder führen langsam und ganz bewusst die folgenden Übungen hintereinander aus und wiederholen diese Übungen vier- bis sechsmal.

Das sagen Sie:
Bewegung gibt mir Kraft und Mut und tut meinem Körper gut. Wirbel für Wirbel beug ich mich runter, ja, das macht mich frisch und munter. Dann geh ich in den Vierfüßlerstand, von der Schulter zum Boden geht die Hand. Die Schlange zischt am Waldesrand, der Rücken ist jetzt angespannt. Streck ich die Hüfte hoch nach oben, entspannt sich mein Rücken und kann sich schonen. Geh ich zurück in den Vierfüßlerstand, seh ich die Katze am Straßenrand. Wirbel für Wirbel streck ich nach oben, der Rücken spannt sich wie ein Bogen. Lass ich den Rücken dann hinunter, zieht mein Bauch zur Erde runter. Streck ich dann kräftig meine Glieder, fühl ich mich wie ein Tiger. Danach ruhe ich mich aus, zieh mich zurück ins Schneckenhaus.

 Kopiervorlagen siehe Seite 133/134

Für Zappelkinder

Ausführung:
Die Kinder führen langsam und ganz bewusst die folgenden Übungen hintereinander aus und wiederholen sie ein paar Mal.

Das sagen Sie:
Mein Körper zappelt hin und her. Stillsitzen fällt mir wirklich schwer. Die Arme zappeln wild herum und manchmal sogar rundherum. Doch beim Lernen muss ich still sein. So stelle ich mich auf ein Bein. Ich fühle mich so wie ein Baum und lerne, auf einen Punkt zu schauen. Nun stehe ich wie eine Palme, bewege mich sanft wie Grashalme leicht und frisch im Sommerwind; bin plötzlich ich ein ruhiges Kind. Die Schildkröte schau ich nun an, wie sie zur Ruhe finden kann. Sie geht ganz einfach in ihr Haus und ruht sich dort so richtig aus. Nun bin ich ruhig, frisch und fit und mach im Unterricht gut mit.

 Kopiervorlagen siehe Seite 135/136

Streckung – Vorbeuge – Hocke – Schildkröte

Ausführung:
Die Kinder führen langsam und ganz bewusst die folgenden Übungen hintereinander aus und wiederholen diese Übungen drei- bis fünfmal.

Das sagen Sie:
Stehe aufrecht, und strecke die Arme nach oben. Beuge dich vor, und lege die Handflächen oder Fingerspitzen auf den Boden, zähle bis 5. Gehe in die Hocke, zähle bis 5. Setze dich auf den Boden, gehe in die Stellung der Schildkröte, zähle bis 10. Gehe wieder in die Hocke, zähle bis 5. Richte dich wieder auf, und strecke die Arme nach oben. Wiederhole den Ablauf drei- bis fünfmal.

 Kopiervorlage siehe Seite 137/138

6. Kapitel: Selbstreflexion, Eigenmotivation, Selbstständigkeit und Kreativität

Sonne – Held

Ausführung:
Die Kinder führen die unten aufgelisteten Übungsreihen aus. Anschließend schließen sie für einen Moment die Augen, um ihr Befinden nach der Übungsreihe zu erspüren. Danach tauschen sie sich darüber aus. Haben sie mit solchen Übungsreihen und -folgen und anschließender Reflexion Erfahrung gesammelt, können sie einen Reflexionsbogen (vgl. unten) ausfüllen.

→ Wie fühle ich mich nach diesen Übungen?
→ Was spüre ich?
→ Was ist anders als vorher?
→ Tat diese Übung mir gut?

Das sagen Sie:
Gehe in die Sonnenstellung, zähle bis 10. Mache drei Armkreise. Mache die Heldenstellung; der linke Fuß ist vorn, zähle bis 10. Stelle dich in die Heldenstellung; der rechte Fuß steht vorn, zähle bis 10. Gehe wieder in die Stellung der Sonne, und zähle bis 10. Wiederhole den Ablauf drei- bis fünfmal.

Kopiervorlage siehe Seite 139

Eigene Übungsreihen

Individuell oder in Gruppenarbeit können Kinder angeleitet werden, eigene Übungsreihen zu entwickeln. Zur Unterstützung können Sie die Yoga-ABC-Kartei (siehe S. 14 – 31) auslegen.

Aufgaben:
→ Welche Übungen helfen dir, ruhig und entspannt zu sein? Schreibe diese auf, und finde eine eigene Yoga-Übungsreihe.
→ Welche Übungen geben dir Kraft? Schreibe sie auf, und finde dazu eine Übungsreihe.
→ Welche Übungen stärken deine Konzentration? Schreibe sie auf, und finde dazu eine Übungsreihe.

Reflexionsbogen für Übungsfolgen

von: _____

Wie fühle ich mich vor der Übungsfolge?
_____

Wie fühle ich mich danach? Kreuze an.
❏ wach ❏ fit ❏ kraftvoll ❏ konzentriert ❏ entspannt,
❏ ausgeglichen ❏ müde ❏ ruhig

Das wollte ich noch dazu sagen:
_____
_____

6. Kapitel: Selbstreflexion, Eigenmotivation, Selbstständigkeit und Kreativität

Kurze Yoga-Geschichte verfassen

Die Kinder können in Partnerarbeit kurze Yoga-Geschichten verfassen. Sie ziehen Karten, auf denen z.B. drei Yoga-Rätsel abgebildet sind. Gemeinsam finden sie die Übungen heraus und schreiben eine Kurzgeschichte.

Beispiel:
Haben die Kinder die Übungen „Frosch", „Storch", „Vogel", „Baum" und „Kobra" erraten, könnte eine Geschichte so aussehen:

Der kleine Frosch streckt seine Schenkel, weil er Angst vor dem Storch hat. Da kommt er schon durch das Gras geschritten und klappert mit seinem Schnabel. Plötzlich richtet sich eine Kobra hoch auf. Der Storch breitet seine Flügel aus und fliegt schnell davon. Der Frosch springt ins Wasser. Ein Vogel hat alles beobachtet und denkt: „Glücklicherweise habe ich einen sicheren Platz auf dem großen starken Baum."

Welche Yoga-Übungen findest du in dieser Geschichte?

Der Frosch
Ein kleiner Frosch sitzt am Teich und schaut auf das Wasser. Plötzlich hört er ein Klappern. „Oh, was ist das? Das wird der Storch sein", denkt er und springt ins Wasser. Im Wasser hört er blubbernde Geräusche. Was kann das sein? „Da hast du aber Glück gehabt", sagt der schöne bunte Fisch. Der Frosch schaut zum Ufer und sieht den Storch. Schnell versteckt er sich unter dem Blatt der Lotosblume und wartet, bis der Storch wieder verschwunden ist.

Aufgabe:
Schreibe eine Geschichte, in der mindestens drei Yoga-Übungen vorkommen.

Yoga-Rätsel

Beispiele:
- Bei welcher Übung stehst du gerade, drückst deine Füße fest an den Boden, streckst die Arme, Hände und Finger an den Körperseiten? (Lösung: Berg)

- Bei welcher Übung liegst du auf dem Bauch, stellst deine Hände unter deinen Schultern an den Boden, richtest deinen Oberkörper auf und schaust nach oben? (Lösung: Kobra)

- Bei welcher Übung sitzt du aufrecht am Boden, hast deine Fußsohlen aneinander gelegt und bewegst deine Knie auf und ab? (Lösung: Schmetterling)

- Bei welcher Übung sitzt du auf deinen Fersen, deine Arme sind nach vorn ausgestreckt, deine Finger gespreizt, deine Augen und der Mund weit auf? (Lösung: Löwe)

- Bei welcher Übung stehst du auf einem Bein, hast das andere Bein angewinkelt und fasst mit der Hand den Fuß des angewinkelten Beines und dehnst die Ferse zum Po? (Lösung: Palme)

- Bei welcher Übung sind deine Knie, deine Unterschenkel, deine Fußrücken und dein Kopf am Boden und deine Arme nach oben gestreckt? (Lösung: Hase)

- Bei welcher Übung sind die rechte Hand, das linke Knie, der linke Unterschenkel, und der linke Fußrücken am Boden? (Lösung: Tiger)

- Bei welcher Übung ist nur dein Po am Boden, deine Arme und Beine gestreckt? (Lösung: Boot)

- Bei welcher Übung stehst du auf den Knien, Händen, Unterschenkeln und Fußrücken und bewegst die Wirbelsäule? (Lösung: Katze)

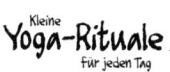

6. Kapitel: Selbstreflexion, Eigenmotivation, Selbstständigkeit und Kreativität

Katze – Kobra – Tiger – Schnecke (S. 130)

(1/2)

Text	Bewegungen
Bewegung gibt mir Kraft und Mut und tut meinem Körper gut.	Gehe in die Stellung der Sonne: Grätsche im Stand die Beine. Hebe die Arme in V-Stellung nach oben. Spreize die Finger, und hebe das Brustbein.
Wirbel für Wirbel beug ich mich runter, ja, das macht mich frisch und munter.	Stehe aufrecht, beuge dich langsam vor, bis die Hände den Boden berühren.
Dann geh ich in den Vierfüßlerstand, von der Schulter zum Boden geht die Hand.	Stelle die Knie unter die Hüften und die Hände unter die Schultern.
Die Schlange zischt am Waldesrand, der Rücken ist jetzt angespannt. Streck ich die Hüfte hoch nach oben, entspannt sich mein Rücken und kann sich schonen.	Gehe in die Stellung der Kobra: Lege in der Bauchlage die Hände in Brusthöhe auf den Boden. Richte den Oberkörper auf. Lasse die Schultern sinken, und halte den Oberkörper oben, ohne die Hände zu belasten. Wenn du kräftig bist, kannst du dich auch weiter aufrichten und dich mit den Händen hoch stützen. Spanne aber den Po an, und senke die Schultern. Vielleicht schaffst du es auch, die Knie leicht vom Boden zu lösen.

Katze – Kobra – Tiger – Schnecke

(2/2)

Text	Bewegungen
Geh ich zurück in den Vierfüßlerstand, seh ich die Katze am Straßenrand. Wirbel für Wirbel streck ich nach oben, der Rücken spannt sich wie ein Bogen.	Gehe in der Stellung der Katze: Bewege im Vierfüßlerstand die Wirbelsäule in eine Rundung nach oben wie ein Katzenbuckel. Töne dabei „Mio".
Lass ich den Rücken dann hinunter, zieht mein Bauch zur Erde runter.	Bewege die Wirbelsäule in eine Hohlstellung, und töne „Miau". Richte bei „Miau" den Blick nach oben und dehne das Brustbein und die Sitzbeine nach oben.
Streck ich dann kräftig meine Glieder, fühl ich mich wie ein Tiger.	Gehe in die Stellung des Tigers 1: Dehne im Vierfüßlerstand den linken Arm in Verlängerung des Rumpfes nach vorn und das rechte Bein in Verlängerung des Rumpfes nach hinten. Strecke dann den rechten Arm nach vorn und das linke Bein nach hinten.
Danach ruhe ich mich aus, zieh mich zurück ins Schneckenhaus.	Gehe in die Stellung der Schnecke: Setze dich auf deine Fersen. Lege die Handflächen neben den Knien an den Boden. Neige den Oberkörper vor, bis die Stirn am Boden ist. Drücke die rechte Hand an den Boden. Hebe den Kopf mit gestrecktem Nacken, und dehne den Brustkorb. Hebe den linken Arm, und dehne ihn nach vorn. Der Bauch bleibt auf den Oberschenkeln. Lege die linke Hand wieder neben das linke Knie. Senke den Kopf zum Boden. Dehne den rechten Arm weit nach vorn. Wiederhole die Übung, lege dann die Stirn an den Boden, und ruhe dich aus.

© Ilona Holterdorf

Für Zappelkinder (S. 130)

Text	Bewegungen
Mein Körper zappelt hin und her.	Lasse den gesamten Körper zappeln.
Stillsitzen fällt mir wirklich schwer.	Beuge die Knie, und stelle dir vor, du sitzt auf einem Stuhl.
Die Arme zappeln wild herum	Lasse die Arme zappeln.
und manchmal sogar rundherum.	Drehe dich einmal im Kreis, und zapple mit den Armen.
Doch beim Lernen muss ich still sein.	Stehe ganz still.
So stelle ich mich auf ein Bein.	Stelle dich fest auf nur einen Fuß.
Ich fühle mich so wie ein Baum	Stelle dich in die Baumstellung.
und lerne, auf einen Punkt zu schauen.	Schaue auf einen Punkt am Boden.
Nun stehe ich wie eine Palme,	Stelle dich in die Übungsposition Palme.

Für Zappelkinder

(2/2)

Text	Bewegungen
bewege mich sanft wie Grashalme leicht und frisch im Sommerwind;	Bewege dich in der Palmenstellung leicht hin und her.
bin plötzlich ich ein ruhiges Kind.	Wiederhole die Übung auf dem anderen Standbein.
Die Schildkröte schau ich nun an,	Setze dich auf den Fußboden oder einen Stuhl.
wie sie zur Ruhe finden kann.	Beschreibe mit den Armen einen großen Kreis.
Sie geht ganz einfach in ihr Haus 	Führe die Übung der Schildkröte aus. Sitze aufrecht. Grätsche die Beine, und beuge dich weit vor. Fasse die Stuhlbeine, und lasse deine Beine nach vorn gleiten. Schaue durch die Stuhlbeine hindurch.
und ruht sich dort so richtig aus.	Ruhe dich aus.
Nun bin ich ruhig, frisch und fit	Strecke dich wieder aus.
und mach' im Unterricht gut mit.	Klatsche in die Hände.

6. Kapitel: Selbstreflexion, Eigenmotivation, Selbstständigkeit und Kreativität

Streckung – Vorbeuge – Hocke – Schildkröte (S. 130)

(1/2)

Text	Bewegungen
Stehe aufrecht, und strecke die Arme nach oben.	Stehe aufrecht, und strecke die Arme nach oben.
Beuge dich vor, und lege die Handflächen oder Fingerspitzen auf den Boden, zähle bis 5.	Beuge dich vor, und lege die Handflächen oder Fingerspitzen auf den Boden.
Gehe in die Hocke, zähle bis 5.	Gehe in die Hocke.
Setze dich auf den Boden, gehe in die Stellung der Schildkröte, zähle bis 10.	Gehe in die Stellung der Schildkröte: Lege im aufrechten Sitz die Fußsohlen aneinander, dehne die Knie nach außen. Senke die Fußaußenkanten zum Boden. Umfasse mit beiden Händen die Füße, strecke den Rücken. Schiebe die Füße etwas vom Körper weg. Beuge dabei den Oberkörper mit gestreckter Wirbelsäule vor. Senke den Kopf zu den Füßen. Dabei rundet sich der Rücken und bildet das Haus der Schildkröte.

Streckung – Vorbeuge – Hocke – Schildkröte

(2/2)

Text	Bewegungen
	Variante für Bewegliche: Winkle im Langsitz die Knie an, und stelle die Füße zum Boden. Grätsche die angewinkelten Beine leicht. Beuge den Oberkörper weit vor, und strecke die Arme von innen unter die Beine durch. Schiebe sie nach hinten. Lege dabei die Handrücken auf den Boden, und senke die Stirn zum Boden.
Gehe wieder in die Hocke, zähle bis 5.	Gehe wieder in die Hocke.
Richte dich wieder auf, und strecke die Arme nach oben.	Stehe aufrecht, und strecke die Arme nach oben.
	Wiederhole den Ablauf drei- bis fünfmal.
Gehe in die Stellung der Sonne, zähle bis 10.	Gehe in die Stellung der Sonne: Grätsche im Stand die Beine; hebe die Arme in die V-Stellung nach oben. Spreize die Finger, und hebe das Brustbein.

6. Kapitel: Selbstreflexion, Eigenmotivation, Selbstständigkeit und Kreativität

Sonne-Held (S. 131)

Text	Bewegungen
Mache drei Armkreise.	Senke die Arme über die Seiten; lege die Handflächen vor der Brust aneinander. Strecke die Arme, und hebe die aneinander gelegten Hände. Löse die Hände, führe die Arme im weiten Kreis über die Seiten, und lege vor der Brust die Handflächen wieder aneinander.
Mache die Heldenstellung; der linke Fuß ist vorn, zähle bis 10. 	Gehe in die Heldenstellung: Das rechte Bein ist nach hinten gestreckt. Setze im Stand den linken Fuß einen großen Schritt nach vorn. Stelle den rechten Fuß etwas nach außen. Beuge das linke Knie, und schiebe es in der Fußlinie nach vorn. Der Unterschenkel sollte senkrecht stehen. Kannst du das Knie weiter beugen, stelle den Fuß noch etwas weiter vor. Nun hebe die Arme über die Seiten. Verschränke die Finger über dem Kopf. Strecke die Zeigefinger und den ganzen Körper. Richte den Blick nach oben.
Stelle dich in die Heldenstellung; der rechte Fuß steht vorn, zähle bis 10.	Gehe in die Heldenstellung, das linke Bein ist nach hinten gestreckt.
Gehe wieder in die Stellung der Sonne, und zähle bis 10.	Gehe in die Stellung der Sonne.
	Wiederhole den Ablauf drei- bis fünfmal.

Literatur- und Internettipps

Grundlagen

Petra Proßowsky:
Kinder entspannen mit Yoga.
Von der kleinen Übung zum kompletten Kurs.
Verlag an der Ruhr, 2. Auflage 2007.
ISBN 978-3-8346-0291-6

Petra Proßowsky:
Hokus Pokus Asana.
Yogaspiele für jeden Monat des Jahres.
Aurum Verlag, 1999.
ISBN 978-3591-08450-5

Petra Proßowsky/DeFlyer:
Traumgeschichten 1 und 2.
Entspannungs- und Konzentrationsübungen
im Grundschulunterricht. Mit Audio CD.
Auer Verlag, 3. Auflage 2008 und 2005.
ISBN 978-3-403-03722-4

Michael Chissick/Petra Proßowsky:
Bewegungsgeschichten für Kinder.
Körperwahrnehmung fördern,
Selbstbewusstsein stärken.
Auer Verlag, 2005.
ISBN 978-3-403-04036-1

Lehr- und Lernmaterialien

yobee-active©-Lernposter, (Größe DIN A1):
30 Yobini-Yogaübungen für Kinder.
Ilona Holterdorf
www.yobee-active.de

yobee-active©-Lernposter, (Größe DIN A1):
35 Yobini-Yobino-Yogaübungen für Kinder.
Ilona Holterdorf
www.yobee-active.de

yobee-active©-Lernkärtchen:
- **40 Lernbildkärtchen, doppelseitig bedruckt**
  zum Üben der einzelnen Asanas.
- **33 Lernverskärtchen, doppelseitig bedruckt**
  zum Üben und Sprechen der Asanas.
  Ilona Holterdorf und Petra Proßowsky
  www.yobee-active.de

Internet*

www.pro-yoga.de
Aus- und Weiterbildungsinformationen
zum Thema Kinderyoga.

www.yobee-active.de
Infos über das Kinderinstitut yobee-active®,
Aus- und Weiterbildungsinformationen
zum Thema Kinderyoga.
info@yobee-active.de
Tel. 030 61671813

Die in diesem Werk angegebenen Internetadressen haben wir geprüft (Stand April 2021). Da sich Internetadressen und deren Inhalte schnell verändern können, ist nicht auszuschließen, dass unter einer Adresse inzwischen ein ganz anderer Inhalt angeboten wird. Wir können daher für die angegebenen Internetseiten keine Verantwortung übernehmen.